Change your life
Beauty and anti-aging medicine

あなたの人生を変える

美容
アンチエイジング
医療

人生100年時代の生きがいの創造

医学博士
木下孝昭
Kosho Kinoshita

現代書林

Prologue

美容医療には美しさだけでなく、心身を健康にする効果がある

私は2009年に兵庫県西宮市で美容クリニックを開院しました。

私の名前は木下孝昭といい、孝昭を「こうしょう」と読みます。患者さんに気軽に「こうしょう先生」と呼んでいただきたいと思い、「KOSHOクリニック」と命名しました。

私が医師を志したのは、地域医療に従事している医師である父の影響です。医大を卒業後は幅広い医療技術を習得しようと、さまざまな診療科を回るなど経験を積みました。

その後、自分の好きなアートの感性が活かせるのではないかと考え、美容医療の分野に進みました。美を創造する感性と医療知識、技術が必要な美容医療は、私にとって魅力的なものだったのです。

しかし、美容医療の世界はそれまで経験した一般医療の世界とは違っていました。

テレビなどマスコミでコマーシャルを流す美容クリニックも多く、美容医療の世界は華やかなイメージが持たれています。コマーシャルでは、短時間の施術で、目元パッチリ、シミも取れ、お肌もツヤツヤというイメージが振りまかれています。

医療を提供する医師として、そのような「表面的なことをアピールするばかりでよいのだろうか？」という疑問が私にはあります。

一般医療は病気やケガをした患者さんを治療して、健康にすることが目的です。美容医療は健康な体に敢えて施術するのですから、プラスαの意義がなければ医師が医療を提供する意味がないのではないでしょうか。

私は美容医療が単に外見を良くするだけでなく、心身を健康にする効果があると考えています。

当院には、美容医療を受けたことで、コンプレックスがなくなり、気持ちが前向きになり、人生が変わったという患者さんがたくさんいます。

ニキビ痕がなくなって不登校だった女子学生が学校に行けるようになったり、放射線治療で眉がなくなったけれどアートメイクをしたことでがん治療に前向きになったり……。

ほうれい線などのシワを薄くする施術を受けて若返り、生き生きと社交ダンスを楽しむようになった高齢の患者さんもいます。高齢化社会において、美容医療は健康寿命を延ばす役割も果たしているのです。

開院してから10年以上が経ち、2万人以上の患者さんを診てきました。美容医療は心身を健康にして「生きがいを創造する医療」だと確信しています。

本書を執筆したのは、美容医療への誤解や偏見をなくし、外見を変えるだけでなく人生を変える手段なのだ、ということを広く伝えたいと思ったからです。

そして、美容医療に関心を持っている方たちに、受診する際に注意してほしい点をできるだけ具体的に挙げました。せっかく美容医療を受けるのなら、より良い結果を得てほしいのです。

読者の皆さんが一番知りたいだろう医師選びについては、1章を設けて説明しています。美容医療に関しては、残念ながらさまざまなトラブルも発生しています。そこで、被害に遭わないためのアドバイスも載せました。参考になれば幸いです。

一人でも多くの方が美容医療への正しい認識を持つようになり、美容医療を受けた方がより幸せな人生となるよう心から願っています。本書がそのきっかけとなれば、こんなにうれしいことはありません。

あなたの人生を変える美容・アンチエイジング医療　目次

第2章 美容医療は、より幸せになるための手段

第3章

「治療のゴール」のイメージの仕方と伝え方

第4章 上手なドクターの選び方

第5章 「人生100年時代」の美容・アンチエイジング医療とは

column

第1章

人生を変える、美容医療への想い

残念なことに悪徳美容整形医がいるのは事実です

雑誌やウェブサイトなどの美容クリニックのコマーシャルで、ダイエットや二重まぶたの施術などのビフォー・アフターの写真が掲載されているのを、皆さんもご覧になったことがあると思います。

実は2018年6月、医療法の改正がありました。医療機関のホームページなどに治療内容や費用、リスク、副作用などについて詳細な説明なしにビフォー・アフターの写真を掲載したり、患者さんの体験談などを掲示できなくなりました。

なぜ、医療機関のコマーシャルの規制が強化されたのでしょうか？　それは、一部とはいえ悪徳美容整形医と呼ばれる医師が存在するからです。

ホームページで施術効果を誇張し、実際よりも低額の料金を掲載。そのホームページを見た患者さんが美容クリニックを訪れると、高額な施術契約を無理やり結ばされたり、当日の施術を迫られたりする事例が後を絶たなかったのです。

また、前年の２０１７年12月には特定商取引に関する法律等の改正が行われ、一定要件に当てはまれば、美容医療についてクーリング・オフ（契約解除）が可能になっています。

そのほか、施術結果が失敗に終わり集団訴訟を起こされた、というニュースを聞くこともあります。

国民生活センターに寄せられた美容医療サービスに関する相談件数は、２０１５年に２０９２件、２０１６年に２０７７件、２０１７年に１８７１件と年間２０００件前後にのぼっています。

当院に来られた患者さんの中にも、被害に遭った方がいました。広告には数万円の施術料とあったのに、行ってみると60万円の契約をしないと帰してもらえず、泣く泣くサインして支払ったというのです。本当にそんな悪徳美容整形医が存在するのだと憤りを禁じ得ませんでした。

商売熱心にならざるを得ない背景があります

高額な契約を無理やり結ばされるような極端なケースでなくても、商売熱心な医師が多く存在するのが美容医療の世界の特徴かもしれません。美容医療は基本的に保険診療ではなく、自由診療になります。

しかも、技術は日進月歩で、新しい医療機器が次々に開発され、クリニックに導入していかなければ時代遅れになっていくでしょう。最新の医療機器類は非常に高額です。患者さんに、保険診療の何倍もの費用を負担していただかなければいけません。

クリニックの経営を考えれば、利益を上げることは必要なことです。とはいっても、例えば10万円の施術を望んでいる患者さんに、必要のない20万円、30万円の施術へ誘導するようなことは慎まなければいけないのではないでしょうか。

ところが、「売り上げのために全力を尽くせ」という方針の美容クリニックも少なくないようです。利益を上げることは組織を存続する上で必要なことですが、売り上げ至上主義になってしまうのは、医療機関としていかがなものかと疑問を感じてしまいます。

美容クリニックが過当競争になっていることも、商売熱心になってしまう原因の一つでしょう。

2000年初頭に美容医療ブームが起きました。1999年にIPLという光を照射する光治療器が発売されたのです。

IPLはシミやソバカス、小ジワなどの肌のトラブルを解消し、肌の再生を促進します。レーザーは単一の波長ですが、IPLは幅のある複数の波長で肌の表面を傷つけません。治療後すぐに洗顔やメイクが可能です。IPLは患者さんにとって負担の少ない治療法で、世界中で一気に広まりました。

そして、IPLは、医師にとっても比較的容易な施術法だったのです。機械のマニュアル通りにやれば、失敗することはあまりないでしょう。

他の医療ジャンルから美容医療への参入がしやすくなりました。それまで保険診療を行ってきた皮膚科、形成外科、婦人科、麻酔科、内科などの医師が、自由診療の美容医療の世界に入ってきたのです。

保険診療を行っている医療機関は、医療費削減という政府の方針で保険点数がどんどん下げられて経営が苦しくなっています。自由診療への進出は魅力があるのです。

競争が激しくなると、生き残るための戦略が必要になってきます。

マスコミに出て顔を売り、自分自身をブランド化して患者さんを集める方法がよく見られます。しかし、その医師が実際に診療した経験がどれだけあるのか、疑問を持ってしまうケースも少なくありません。

10年、20年と臨床現場で経験を積んできた医師がマネジメント職になり、講演や執筆など一般の方々への啓蒙活動も始めたという例なら、医療の他の分野でもよく見られることです。

しかし、美容医療においては、わずか数年の臨床経験だけでタレント化する医師が目立つのです。

注目を集めれば、患者さんも増え、機械メーカーからも機械の宣伝という名目で、有利な条件で最新機器を導入できるでしょう。さらに、エステティック業界にも進出して、医師プロデュースの機器や化粧品、サプリメントなどの開発に名前を出す医師もいます。

地域密着型のクリニックならば、患者さんとの信頼関係を築かなければいけないので無茶なことはできませんが、大都市にチェーン展開するクリニックの一部は、患者さんにリピーターになってもらうことなど考えず、派手な広告で新規の患者さんを呼び込んで、1回きりで荒稼ぎしようとしているようにも見えます。

最近は、世間の目を気にしてか少数派にはなりましたが、ホームページを見ると、若いイケメン医師ばかりで、ホストクラブかと錯覚してしまうクリニックもあります。美容医療ですから、男女に関わらず医師自身がキレイであることは、患者さんにとって説得材料になることはわかります。しかし、そうした表面的なことだけを売りにして、医療を行ってもよいのだろうか、と考えてしまいます。

こうした状況から、「美容整形医はラクに金儲けしている」というイメージで見られることもあります。

内科や外科、救急医療などの現場では、患者さんの命に関わる病気やケガを治療しなければならず、数時間に及ぶ手術や24時間対応のため夜勤をこなし、休日も少ないなど過酷な労働条件が社会問題にもなっています。

それに比べ、美容医療は派手なコマーシャルで患者さんを集め、残業や夜勤もなく、自由診療で荒稼ぎしていると見られがちなのです。

今まで述べてきたように、一部とはいえ美容医療を「ラクに稼げるビジネス」としてしか考えていない美容整形医がいることは事実です。

しかし、そんな美容医療に従事する医師ばかりではないことを知っていただきたいと思います。地域で患者さん一人ひとりに向き合い、真摯に診療している多くの美容整形医は、商売熱心な美容クリニックの存在を苦々しく思っているのです。

美容医療の世界は医師のモラルが問われていると思います

古代ギリシャの医師・ヒポクラテスは「医学の祖」と称され、医師の倫理について述べたものが「ヒポクラテスの誓い」として弟子によって書かれ、語り継がれてきました。

「私は能力と判断の限り患者に利益すると思う養生法をとり、悪くて有害と知る方法を決してとらない」

「純粋と神聖をもってわが生涯を貫き、わが術を行う」

他の項目もあり、その中には現代にはそぐわなくなったものもありますが、2000年経った現在も医療倫理の根幹をなすものとされています。1948年に、世界医師会によってヒポクラテスの誓いを現代の言葉で表したジュネーブ宣言が発表されました。

「医師として、生涯かけて、人類への奉仕の為に捧げる。
師に対して尊敬と感謝の気持ちを持ち続ける。
良心と尊厳をもって医療に従事する。
患者の健康を最優先のこととする。
患者の秘密を厳守する。
同僚の医師を兄弟とみなす。
そして力の及ぶ限り、医師という職業の名誉と高潔な伝統を守り続けることを誓う」

こうした医師としてのモラルのない人間が、医療を行ってはいけないのではないでしょうか。

例えば、「美容整形依存症」という言葉があります。

あっちもこっちもと美容医療を繰り返し受け、やめられなくなってしまう方がいます。美容医療に依存することで、心の隙間を埋めようとしているのです。患者さんが精神的に病んでいることをわかっていながら、お金になるからと美容医療を続けさせてもよいのでしょうか。

現在の美容医療の世界は、医師のモラルが問われているのだと思います。医療を金儲けの手段としてしか考えていない医師が増えれば、美容医療の未来がなくなってしまうと危惧しています。

私は一般医療の経験を積んでから美容医療に飛び込んだので、美容医療の世界の中で感じた違和感を率直に述べました。一石を投じることで、美容医療の世界がより良くなってほしいと願ってのことです。

美容医療は美しさのためだけの医療ではありません

現在、患者さんにとって美容医療は、気軽に二重にするなど「ちょっとお金をかけてメイクする」ような感覚になっています。ヒアルロン酸の注入を定期的に行うのも、高額な化粧品を使うのと同じような気持ちなのでしょう。

しかし、10年以上診療していると、美容医療はただ外見を良くするだけのものではないことを実感します。

例えば、ニキビ痕がひどくて前髪を上げられず、常にうつむいていた女性は、美容医療によってニキビ痕がなくなると、ヘアスタイルが変わり、ファッションを楽しむようになり、明るい性格になり、別人のような雰囲気になりました。彼女にとって、世界が変わったのでしょう。

顔にアザがあって小さな頃からいじめられていた女性は、美容医療を受けてコンプレックスから解放され、人と会うことが苦痛でなくなったと言います。人間関係の幅が広がり、人生が変わったのだろうと思います。

こうした患者さんにとって、美容医療は真に必要とされ、その後の人生を幸せに導くものだと思っています。美容医療をやって患者さんの役に立てたと最も実感したのは、がんで余命いくばくもない女性にアートメイクをした時のことでした。

症例1 がんの治療で髪も眉もなくなったけれど、アートメイクで最期まで女性らしさを

乳がんの手術後、化学療法を受けていた50代の女性患者さんですが、転移がわかり、もう手術は無理という状態でした。化学療法を受け続けて髪も抜け、眉もなくなり、心身共にボロボロでした。頭髪がなくなってからはカツラを装着していたのですが、とてもお化粧する気力がわかなかったそうです。

しかし、鏡を見て、どんどん変わっていく自分の顔を見るのが辛くなり、「最期まで女性らしくありたい」という思いで、眉を描くアートメイクをしてもらえないかと、化

学療法の合間の期間に私のクリニックを訪ねてこられたのです。

アートメイクの色素は、1回で定着するわけではありません。時間をおいて2〜3回ほど施術します。入院している病院から立っているのもやっとという状態で通われてくるのですから、私もいつも以上にしっかりやらなければと気が引き締まりました。

化学治療中の患者さんにアートメイクをする場合、皮膚や血管がボロボロになっていますので、出血しやすかったり、止血しにくくなったりするリスクが通常よりは大きくなります。また、免疫力が落ちていますので、感染症のリスクがないとは言えません。そうした点に注意を払って、より慎重に施術しました。

アートメイクが完成すると「先生、本当にやって良かったです」と涙ながらに喜んでいただけました。痩せたお顔の印象は、眉が描かれただけでがらりと変わっており、私もとても嬉しく感じました。

がんの治療は入院している病院の医師が担当することですが、我々美容医療の医師は、人間として、女性として、いかに尊厳をもって最期まで命をまっとうするのかをアシストする役割を担っていると思いました。

がんで化学療法を受けている女性が、他にも何人もアートメイクをしに来院されています。アートメイクをしたことで「ファンデーションを塗ったり、アイラインを引いたり、お化粧する気持ちになれました」と言われたこともあります。アートメイクによって「がんの治療にも積極的な気持ちになれた」と言われ、そういう形で貢献できたことは私もうれしい限りです。

ちなみに、アートメイクは、最近は多くの美容クリニックでも手掛けるようになってきましたが、私が開業した２００９年当時は関西ではほんの数軒のクリニックしかやっていませんでした。

当時は医療機関ではなく、美容師やメイクアップアーチスト、タトゥーの技術者、エステティシャンなど、資格がない方々がやっていました。

その結果、化膿するなどのトラブルが起き、現在では医療機関でなければできません。そうした時代の流れによって、アートメイクに参入する美容クリニックが急増。２０１７年には医療アートメイクの学会もできました。

✤アートメイク

アートメイクは、皮膚に針を刺して色素を注入する方法です。水や汗でも色が落ちません。クリームタイプの表面麻酔を行い、表皮から0・01〜0・03㎜の部分に、アメリカFDA（食品医薬品局）で認可された色素を針で着色します。1回の施術では十分に色素が入らない可能性が高いので、当院の場合は2〜3週間後にもう1回施術を行います。施術部位は眉、アイライン、リップなどです。

化粧崩れしやすい方、スイミングやスポーツを楽しむ方、多忙で化粧時間を短縮したい方、眉が薄くなってきた方、視力が衰え、眉毛を左右対称に描くのが苦手な方などにニーズがあります。

入れ墨との違いですが、入れ墨は消えませんが、アートメイクは真皮の浅い部分に色素を入れるので、数年単位で徐々に薄くなっていきます。入れ墨とは使用する染料が違い、安全性が高いことが特徴です。

より良い人生、生きがいのある人生のために美容医療を活かしたいのです

現在の美容医療のイメージは、外見を変えるというところでとどまっているように思います。美容医療に携わる医師も、私も含めて施術の技術を高めることに関心がいきがちです。できるだけ腫れを少なくする、傷を目立たせずキレイに仕上げる――。

医師も職人の一面があるので、高い技術を身に付けることにのめりこんでしまう傾向があります。しかし、新しい技術の習得や獲得した技術をブラッシュアップする努力は必要ですが、それ以外にも医師として取り組むべきことがあるように思います。

医療は、物ではなく、人格を持った人間を相手にする行為です。マネキン人形の顔に施術しているわけではありません。医師は患者さんの心に寄り添い、患者さんが本当に求めているもの、患者さんの人生にプラスになることを提供すべきなのではないでしょうか。

美容医療によって、見た目の美しさだけでなく、心も豊かになって、幸せになっていた

だくこと。つまり、美容医療は外見を変えることが目的なのではなく、より良い人生にするための手段だということ。患者さんとのコミュニケーションの中で、そうしたことを伝えるのは大事だと考えています。

通常の医療では、例えば糖尿病などの治療では食生活の指導など、医師は患者さんを指導することになります。

しかし、美容医療の場合は指導にはなりません。「キレイになって、心豊かな人生にしていきましょう」と、共にゴールを目指す姿勢が必要なのです。

美容医療は、もともと健康な体に敢えて施術するのですから、その結果がより良い人生、充実した人生にならなければ意味がないのではないでしょうか。

高齢化社会となり、充実した老後を送るために美容医療を受ける方々が増えています。

女性ばかりではなく、最近は60代の男性が美容医療を受けにくることが増えています。

仕事人間だった男性は、会社を定年退職すると、地域に知り合いもいませんし、家の中にも居場所がありません。そんな男性が、まず外見から変えようと来院されます。

当院では、形成外科領域の眼瞼下垂症の相談に来られる男性が少なくありません。

眼瞼下垂症は、主に加齢により、目を開いた時に上まぶたが正常な位置よりも下がっている状態のことです。

上方の視野が狭く感じられるほか、まぶたを支える筋肉が弱っているので額の筋肉を使うことになり、額に深いシワが刻まれ、老けた印象になります。患者さんのお話をうかがっていると、多くの場合、「眼瞼下垂で老けた印象になるので、見た目を若返らせたい」というのが本心であることがわかってきます。

そこで、まぶたのたるみを取って眼瞼下垂を治し、さらに育毛治療や美肌の施術など美容医療へ移行していくケースも多く見られます。

見た目を若々しくすることで、未知の人たちと積極的に交流でき、第2の人生が充実するのではないかと期待してのことでしょう。施術後は、これからの人生をどうやって過ごそうかという戸惑いから脱し、前向きな気持ちになれるようです。美容医療が生きがいの創造に役立つ例ではないかと思います。

また、これも高齢化社会の側面と思われますが、最近50～60代の方が「終活脱毛」として、陰毛の処理を希望することが多くなりました。親の介護をしていて、おむつ交換の大変さから、自分が介護されることを考えた結果だと思われます。

なお、脱毛を行う際は、白髪よりも黒い毛のほうがしっかりと効果が出ますので、早いうちに行うほうがよいでしょう。

症例2 定年退職後に育毛治療や美肌治療で若返り、前向きな姿勢に

60代の男性が、髪が薄くなってきたので育毛治療を受けたいと来院されました。生え際や頭頂部が薄くなっていく男性型脱毛症（AGA）でした。治療は当院での育毛治療薬の注入療法と医療用育毛剤（外用薬）・内服薬の併用です。半年ほど経って徐々に効果が出てきました。

少しずつ結果が出てくると、顔や体の脱毛も希望されるようになりました。例えば、口ひげや顎ひげをレーザーで脱毛すると、毛穴が引き締まって剃り跡が青くなりません。肌がキレイに見える効果があります。

頭髪の育毛治療と並行する形で顔の脱毛を行いましたが、さらに膝下など体の脱毛もしたいという意向です。

来院された当初は、これから何をしたらいいのかという不安定な心が垣間見られましたが、半年ほど美容医療を受けて外見が変わっていくのを実感され、さらに脱毛を希望されるなど、前向きな姿勢がうかがわれます。

✤男性型脱毛症（AGA）の治療

男性型脱毛症の治療法の一つに内服薬があります。「フィナステリド」は、男性ホルモンを脱毛機能がある物質に変えてしまう酵素を減少させる効果があり、アメリカでは古くから使用されていた薬です。日本では2005年に輸入が認可されました。

そのほか「フィナステリド」では効果がなかった場合、「デュタステリド」という薬を使います。脱毛機能のある男性ホルモンの生成を抑える効果があり、毛髪数の増加などが臨床試験で確認されています。2015年に承認された新薬です。

他にも医療用育毛剤として「ミノキシジル」という毛乳頭の血行を良くすることで、発毛・育毛効果を出す外用薬を併用するのが一般的です。

また、クリニックにおける施術として、幹細胞抽出蛋白・成長因子注入療法や機能性ペプチド注入療法、ミノキシジルなどの育毛治療薬をエレクトロポレーションという導入機器を用いて、針を用いずに頭皮に注入するノーニードル育毛セラピーという施術や医療用LED照射治療などもあります。

第2章

美容医療は、より幸せになるための手段

見た目は「第4の資産」として機能します

「第4の資産」とは何か、ご存じでしょうか?

イギリスの社会学者キャサリン・ハキムが2011年に出版した『エロティック・キャピタル』(共同通信社)という本の中で、このように説明されています。

社会学では、人が持っている資産を次のように分類しています。

「第1の資産として、お金、土地、建物などの経済的資産(エコノミック・キャピタル)。第2の資産は、学歴や資格、教養などの個人的資産(パーソナル・キャピタル)。第3の資産は人脈などの社会的資産(ソーシャル・キャピタル)。」

そして、キャサリン・ハキムは、**見た目の美しさやスマートな立ち居振る舞い、社交スキル、性的な魅力などを美的資本「エロティック・キャピタル」と名付け、「第4の資産」になる**と主張しました。

実際に北米ではエロティック・キャピタルを持っている女性は、そうではない女性よりも収入が多いというデータがあるそうです。

キャサリン・ハキムは、エロティック・キャピタルは他の資産と同様に努力で伸ばしていけるものであり、積極的に使うことで人生を豊かにすることを提唱しています。

キャサリン・ハキムの著書は賛否両論を巻き起こしました。女性に対して「美しさを積極的に利用しろ」と言うのは時代錯誤だ、というのが反対派の意見です。

女性に対してだけの提案は評価が分かれるだろうと思いますが、男女に関わらず「見た目は第4の資産」とするのであれば、十分に納得のいくものではないでしょうか。

アメリカなどでは、男女に関わらず肥満体の人は自己コントロールができないとみなされ、経営トップなど重要な役職に就けないといわれています。ビジネスで人脈を広げるにも、交渉で説得力をもたせるにも、見た目は大きく影響し、資産となりうるでしょう。学歴や知性によって就職できる会社が限定されがちなのと同様に、見た目も交流関係や結婚などに大きく影響するでしょう。

私が診療した患者さんの中でも、美容医療を受けたことで「第4の資産」を形成し、その後の人生をステップアップさせたと思われる女性がいます。

症例3 ニキビ治療から美容医療に目覚め、充実した人生を獲得

ニキビが赤くなっていて「いろいろなクリニックを回ったけれど少しも良くならない」と、当院に来院された女子高生がいました。開院して間もなくの頃のことです。

ニキビ治療で大事なのは、初期治療です。洗顔などのスキンケアを指導し、抗生物質の内服薬や外用薬などを処方し、徐々にニキビが治まってきました。

当院では、ディスプレイ・モニターで二重の施術などの映像も流していますので、おそらくそれを見ていたのでしょう。高校を卒業して大学に進学する際に「二重にしたい」という申し出がありました。

二重にしたことで、かなり顔の印象が変わりました。表情が明るく華やいだものになったのです。それまで地味で目立たない女子高生だったのが、パッと花が咲いたような雰囲気の女子大生になったので、私も驚いたほどでした。

彼女のように、新しい環境に入っていく際に二重にする方は少なくなく、皆さん「あ

の時、二重にしておいてよかった」と言われます。彼女も同じような反応でした。

二重の成功体験がきっかけとなって美容医療に目覚め、その後に唇を整形し、医療ダイエットにも取り組み、美しさに磨きがかかっていきました。まさに、さなぎが蝶になるようでした。

外見だけでなく、立ち居振る舞いも優雅になり、おどおどした雰囲気がまったくなくなったのです。自分に自信が持てたことで、興味の範囲が広がり、社交性が増したのでしょう。高校時代とは出会える人が違ってきたと思います。就活もうまくいき、希望通りの大手企業に就職することができ、今は経験を積んで年収も多いようです。

「第4の資産」を早い段階で獲得したことで、人生が変わった好例だと思います。

若い時に「第4の資産」を獲得すると、その後の人生が豊かになるのは男性も同じことでしょう。

23歳の男性ですが、頭髪が漫画の『サザエさん』に出てくる波平さんのような状態でした。地肌が見えて、髪で隠そうとしている状態です。就職して仕事もされているのですが、やはり結婚を考えると切羽詰まった気持ちになるようで「何とかしてください」

と訴えるのです。

私も何とかしてあげなければと、内服薬・外用薬の処方、注入療法、光治療、頭皮マッサージなどありとあらゆるAGA（男性型脱毛症）の治療法を試みました。1年半ほど治療を続けると、育毛に成功し、つむじが見えないくらい生えてきたのです。

AGAの治療に成功すると、他の外見にも目が向いたのでしょう。口周囲のレーザー脱毛や美肌の施術も何回か受けられました。そこで、治療は終わりました。

美容医療によって婚活もできるようになり、おそらく仕事にも好影響が出ただろうと思います。美容医療によって人生がプラスに向いた例だと思います。

✤二重術

二重にするには、埋没法と切開法があります。

埋没法は、メスを使わずに特殊な糸で止めるだけです。術後、早い段階で糸を取れば、元に戻すことができます。

切開法は、ラインに沿ってまぶたを切開して二重を作ります。ライン全体を切る全切開法と、ラインの一部を切る部分切開法があります。埋没法よりも広い二重を作ることができます。

美容医療は悩みを解決し、生きがいをもたらす医療だと思います

開院から10年以上が経ち、２万人以上の患者さんを診てきました。

美容医療が単に外見を変えるだけではなく、患者さんの人生を前向きに変え、生きがいをもたらすものだということを実感してきました。

例えば、半身不随で引きこもっていた女性がアートメイクによって気持ちの変化が起きた例、離婚がきっかけで美容に目覚めて幸せな再婚に成功した例など、その典型ではないかと思います。

症例4

事故で半身不随になり失意の日々の中で、アートメイクによってポジティブな気持ちに

40代の女性の患者さんですが、事故で半身不随になり、手もマヒして思うように動かせない状態でした。自分で髪も整えられないし、お化粧もできません。肌の手入れもできないのでボロボロです。そんな状態なので、外出する気にもなれず、家に引きこもっていたそうです。

しかし、親も高齢になり、このままではいけないと思い始め、アートメイクをしてみようと考え、勇気を振り絞って来院されました。

まず、眉を描くアートメイクをして、さらにアイラインも入れました。そのほか医療用LEDやレーザーの照射など美肌の施術も行いました。

アートメイクをしたことで、お化粧をしていなくても表情がくっきりとしました。美肌治療によってボロボロだった肌も治まってきました。すると、気持ちに変化が起きたようです。

「先生、本当にありがとうございました」と施術するたびに感謝の言葉をいただき、「少しずつ、自分のできることからやっていこうと思います」とポジティブな言葉が出てきました。人生を前向きに生きていくお手伝いができた、と思いました。

✤医療用LED

590nmと830nmの2つのLED波長を連射できる医療用LED治療機器があります。皮膚の深部にまで到達するので、コラーゲンの生成や肌のターンオーバーの促進に効果があり、肌の弾力性を復活させ、キメが細かくなり、ツヤも良くなるなど美肌効果があります。傷跡やニキビ・育毛などの治療にも向いています。

症例5 離婚した悩みから美容医療を受けて劇的に若返り、再婚のきっかけに……

当院では、美容医療だけではなく一般診療も行っています。

市の健康診断などで来院され、時々一般診療の皮膚科にかかられていた30代半ばの女性が、ある時、思いつめた表情で美容医療を受けに来られました。それまで美容医療にはまったく関心がなかったのに、「たるみもシワもシミも、すべて何とかしたい」と言うのです。離婚して、これからどうしようという不安から、美容医療に関心を持たれたのでしょう。

要望はしっかりとうかがいますが、一度にいろいろなことをやっても合理的ではありません。ダウンタイム（日常生活に戻れるまでの時間）の必要な施術もあり、治療計画を立てて順序良く安全に行わなければいけないのです。

カウンセリングでは、なぜシワやたるみができるのか、顔の老化に関する医学的な情報をお伝えします。骨があり、筋肉が張り付いて、その上を脂肪や皮膚が覆っています。老化は表面の皮膚から始まり、弾力がなくなって伸びやすくなり、たるみが出てきます。たるんだ皮膚は中の脂肪や筋肉などを支えられなくなり、脂肪が下に落ちていって目の下のクマになり、筋肉も緩んで下垂して顔の重心が下がり、両頬の下部が膨らんで四角い顔になります。さらに、顔の骨も年齢とともに骨粗鬆症になり、削れて薄くなっていきます。頬骨は若い時のほうが高く、徐々に低くなってしまうのです。頬骨が低くなれば、皮膚も下がりやすくなります。

「たるみもシワもシミも……」という要望でしたが、まずヒアルロン酸を頬やこめかみのあたりに注入することで、たるんだ皮膚を引っ張り上げ、頬骨にピン留めするような感じになります。するとリフトアップし、ほうれい線が目立たなくなります。1回の施術で顔全体のリフトアップ効果が得られます。このヒアルロン酸注入を行った時は、「こんなことだったら、もっと早くやっておけばよかった」と涙を流さんばかりに感動されていました。

その後は治療計画に従って、下垂した脂肪を溶かす注射や脂肪を砕く超音波を照射する施術も行いました。続けて、レーザーでシミを薄くする治療も行いました。

ヒアルロン酸の注入で結果が出て、「うれしいです！」と気持ちが前向きになったことで、他の施術をしても弾みがついたようにどんどんキレイになっていかれました。洋服も化粧も変わっていきました。気持ちが変わると、こんなにもキレイになるものかと私も驚くほどでした。

実年齢は30代半ばだったのですが、最初に美容医療に来られた時は傷心のせいか40代に見え、さまざまな施術をした半年後には20代後半にしか見えませんでした。

施術後は性格が明るく社交的になり、どんどん外に出かけるようになり、人生が好転していったようです。新しい伴侶と巡り会い、「おかげさまで再婚できました！」とわざわざお礼を言いに来られました。患者さんに充実した人生を送るきっかけを提供できたことを、私も誇りに思っています。

✤ヒアルロン酸注入

ヒアルロン酸は関節や目など体のさまざまな場所に含まれています。皮膚にも多く含まれていて、優れた保水力で乾燥を防ぎ、ハリを与える役割を果たしています。ところが、ヒアルロン酸は年齢を経るにしたがって減っていってしまいます。

ヒアルロン酸は医薬品として膝などの関節内注射に使われていますが、美容医療でもシワやほうれい線などに注入する施術が行われています。さらに最新の施術法として、加齢によって筋肉や骨などのボリュームが減っていくため、こめかみや頬、顎などにヒアルロン酸を注入することでボリュームを補充し、顔全体の印象を若返らせる方法が注目されています。

図表1　ヒアルロン酸の注入箇所

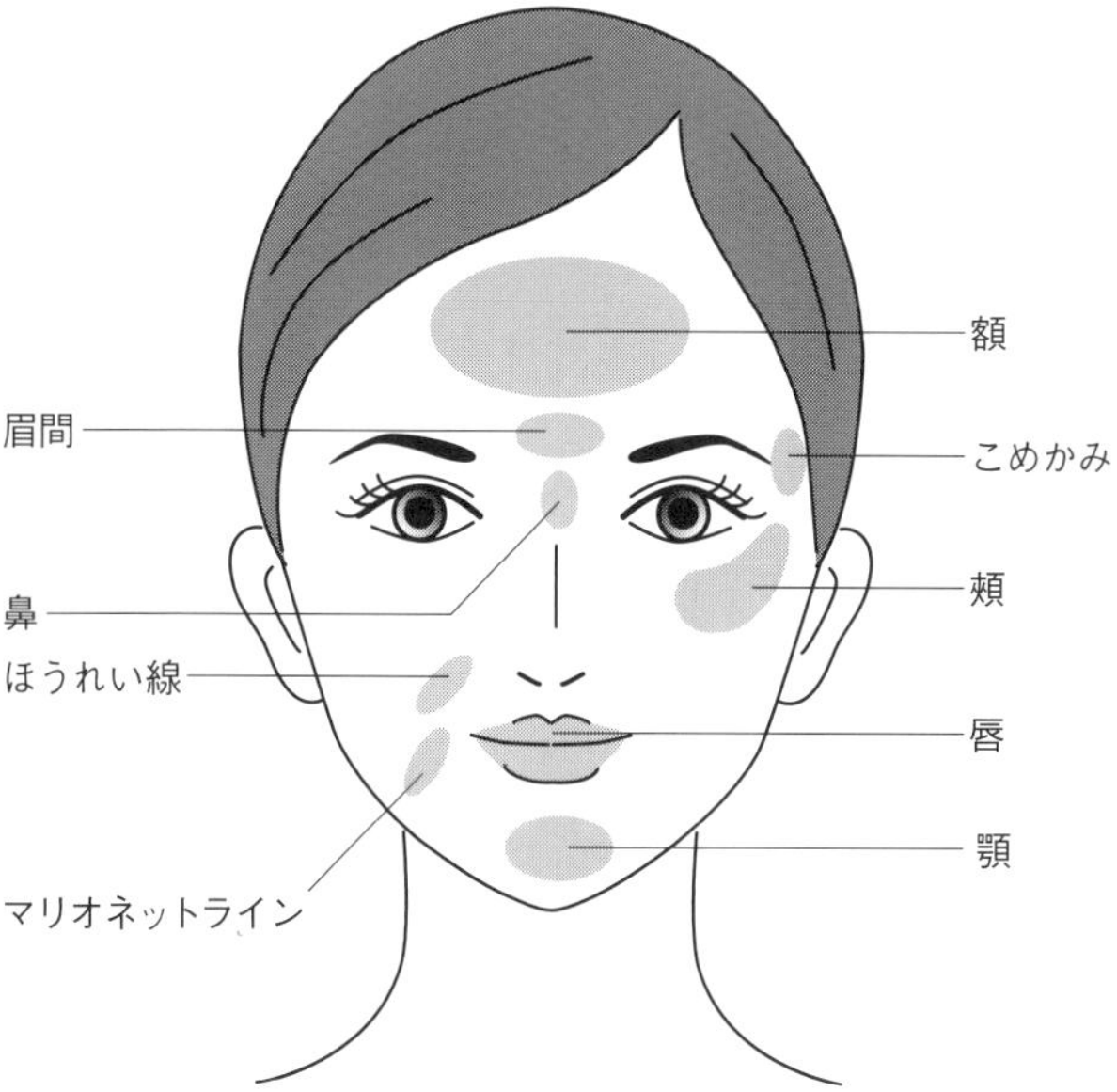

アトピー性皮膚炎だった経験を活かし、患者さんの心に寄り添うことで結果が出ることも

さまざまな症例の中でも心に残っているのは、重症のアトピー性皮膚炎が改善した患者さんたちのことです。というのも、私自身が子どもの頃にアトピー性皮膚炎で大変苦しんだ経験があるからです。

小学校低学年の頃、朝起きるとパジャマが血まみれで、浸出液もついていて、脱ぐ時にバリバリと音がしました。寝ている間も掻きむしり続けていたためです。

父は内科医で東洋医学や民間療法も取り入れた治療を行う医師でしたので、いろいろな治療法を試みました。当時はステロイドの注射が多くの医療機関で行われていましたが、弊害も知られ始めた頃だったので、父は私にステロイドはほとんど使いませんでした。ステロイドをできるだけ使わずに、どうやって痒みを抑えながら治していくのか、試行錯誤している時代だったのです。

今はアトピー性皮膚炎の治療法の一つとして、プラセンタ（胎盤エキス）の薬理作用を利用するプラセンタ療法が普及していますが、当時は滅菌処理された注射薬などなく、産院から胎盤をもらってきて、すりつぶしたものをそのまま皮下注入していました。当然他人のものですから免疫反応が起き、注射した部分がパンパンに腫れ上がり、のたうちまわるような痛みでした。

そのほか、苦い漢方薬を毎日飲むことを義務付けられたり、皮膚が剝がれている状態なのに、かゆみを取り除くために水風呂に入ったり、氷で冷やしたり……。本当に大変だったのです。

また、父に連れられ、全国のさまざまな治療施設に行きました。薬草風呂に入ったり、おがくずの酵素風呂に入ったり、お肉などの動物性タンパク質をほぼ摂らず、野菜ばかりで、唯一の動物性タンパク質は朝のにぼし一匹だけという大変厳しい食事制限のある施設に数日間入所したこともあります。

小学校低学年の頃は男女一緒に教室で体操着に着替えていましたので、同級生から「ブツブツマン」と言われました。朝の集団登校の際に、近所の友達のお母さんが私の顔を見て「それ、どうしたの」と言われるのもイヤで仕方ありませんでした。

アトピー性皮膚炎が良くなったきっかけは、父の実家のある鳥取へ帰省したことです。夏休みに海に入り、潮風にあたると、目に見えて状態が良くなりました。今でいう紫外線療法や海水に浸かることで治療の効果があったのでしょう。私が小学校5年生の時に、父が鳥取で開業することになり、関西から実家に引っ越してからアトピー性皮膚炎は治まってきました。

そんな経験があるので、アトピー性皮膚炎の患者さんの気持ちはよくわかります。

アトピー性皮膚炎を長く患っていると、色素沈着で肌がどす黒くなってしまいます。やはり、就職や結婚にも影響が出るので、何とかしたいと私のクリニックに来られる患者さんが少なからずいらっしゃいます。いろいろな医療機関を回っても、一向に良くならず、最後の砦として美容医療で何とかならないだろうかと来られるのです。

しかし、何十年も治療して良くならなかったので、医療に対して不信感を持っていて、私の勧めることをすぐに聞き入れていただけないことも多いのです。

また、アトピー性皮膚炎によって、マイナス思考になってしまったり、痒みや痛みによってイライラしたり、人と会うこともストレスになって閉じこもりがちになり、そうしたマイナスの心理がアトピー性皮膚炎の症状をさらに悪化させている面もあります。

ですので、アトピー性皮膚炎の患者さんには、私の子どもの頃の経験をお話しするようにしました。患者さんの心に寄り添い、「アトピーを少しずつでも改善すれば、人生を変えることができますよ」と励ますことで、徐々に心を開いてくれるようになったのです。

そこからようやく治療が始まり、改善できた患者さんもいます。

症例6 複数の医療機関からもらった大量の薬を整理し、適切な使い方でアトピー性皮膚炎を改善

アトピー性皮膚炎で苦しんでいる29歳の女性が、お母さんに連れられて来院されました。

引きこもりがちで、就職しなければと思っても、怖くて外に出られなかったそうです。お母さんは、結婚相手が見つからないことを心配されていました。

いくつもの医療機関を受診され、漢方や民間療法もやったけれど、効果はなかったそうです。肌がどす黒く、荒れていてお化粧などできない状態でした。

お話を聞くと、複数の医療機関からもらっている薬が大量にあることがわかり、薬の整理から始めました。

ステロイド剤の軟膏も強いものから弱いものまで何種類も持っていたのですが、最初は痒みを抑えるために強めの塗薬を使い、徐々に弱いものに変えていき、内服薬も必要最低限にしていく、という方針を説明して実行していきました。

また、スキンケアについても、季節やその時の皮膚の状態に合わせた薬が必要だということをお話ししました。

例えば、夏には皮膚の感染症に気を付けなければいけません。アトピー性皮膚炎の患者さんは、痒みで掻きむしっているので常に皮膚に傷がある状態です。また、傷があることで水に触れるとしみて痛みが伴うだけでなく、肌を清潔に保てなくなり、ばい菌が繁殖しやすく、トビヒやカビが増えてマラセチア症（マラセチア菌というカビが、異常に繁殖して毛穴に炎症が起きる）になったりします。ですので、肌を清潔に保つ指導をしつつ抗生物質でばい菌を殺したり、抗真菌剤でカビの繁殖を抑えたりします。

ところが、冬の時期に受診した医療機関からは保湿用のローションが出されていました。夏の時期でも保湿ローションをたくさん塗っていれば、カビが繁殖しやすくなり、ばい菌も繁殖しやすくなります。ですので、夏の間は肌を清潔に保ちつつ、保湿ローションの使用を減らすように説得しました。

転院を繰り返すうちに、薬が出された時の説明を忘れてしまったのでしょう。あるいは、医師や薬剤師も今の状況の説明だけで、続けて通院すると思っているので半年後の注意までしないのかもしれません。

薬を整理して、適正に使うように指導し、信頼関係を徐々に築きながら、紫外線治療やサプリメントの処方、高濃度ビタミンCなど各種ビタミン剤の点滴、血液クレンジング療法、プラセンタ療法、医療用LEDの照射などを組み合わせていきました。徐々に皮膚の状態が改善していき、軟膏を塗る頻度も減っていき、ステロイドの弱いものに変更。今は軟膏1本だけで、痒くなった時だけ塗る程度になっています。

このような形で半年ほど治療を続けた結果、最初に来院された時より肌の状態はかなり改善されました。家から外出できるようになり、就職にも成功しました。さらに治療を続けて、より良い状態にして、結婚を考えられるようにするのが目標です。

アトピー性皮膚炎の患者さんが美容クリニックに来られるのは、いくつもの医療機関を受診して治療を続けても改善されなかった場合がほとんどです。長年にわたって改善されない重症のアトピー性皮膚炎のケースが多く、治療には困難がつきまといます。

中でも思春期などでニキビが併発している場合は、治療がやっかいになります。

ニキビは毛穴に皮脂や角質がたまってしまうことが原因なので、毛穴の洗浄が大切で、洗顔を頻繁に行わなければいけません。ところが、アトピー性皮膚炎だと、通常の洗顔でも皮膚にしみて痛みがあるのに、ニキビ用石鹸などで洗顔すると刺激が強すぎてピリピリします。

逆にアトピー性皮膚炎の場合、炎症を抑えるためや皮膚のバリアをつくるため、通常は軟膏を塗ったり十分な保湿をします。ところが、このような状態は毛穴が詰まりやすく、ニキビには良くありません。

このようにアトピー性皮膚炎とニキビの治療方法は相反するものなので、大変難しいのです。

　もともとアトピー性皮膚炎だったところに、思春期になってニキビが出始めた10代の女性患者さんがいました。アトピー性皮膚炎で皮膚がただれていて、学校にも行きたがらず、親御さんが心配して連れてきたのです。

　最初はアトピー性皮膚炎の治療を優先し、比較的強めの塗り薬や内服薬で痒みなどを抑え、ある程度状態が良くなったところで、ニキビの治療に移行しました。ニキビが一定の場所に集中しているなら、部分的にニキビ用の薬を使い、その場所にはアトピー性皮膚炎の薬を塗らないなどの方法も取れますが、彼女はニキビが全体的に広がっていたので、アトピーからニキビへと治療を移行する方法を採りました。

　やはり、時間はかかりましたが、皮膚がただれている状態が改善され、ニキビも目立たなくなり、赤みがずいぶん治ったため学校に登校する気になってくれました。

美容医療の効果をあげるには、家族など周囲の協力が必要です

美容クリニックに来られるのは、単に美しくなりたいという場合も多いのですが、アトピー性皮膚炎のように他の医療機関を回っても良くならず、「見た目をどうにかしたい」との思いで、最後の手段として訪ねてこられるケースも少なくありません。

つまり、症状が悪化している場合が多いのです。通常の治療では改善しなかったり、時間をかけなければ改善が難しかったりします。本人のモチベーションを高め、治療を続けるには、家族や職場の方々などの理解が必要になってきます。周囲の皆さんの協力を得て、症状が改善したことで、人生を前向きにとらえることができた例もあります。

症例7 休日を取るなど職場の理解を得てクレーターになったニキビ痕を改善。コンプレックスから解放されて気持ちが前向きに

ニキビが悪化して長期間治らなかった場合、ニキビ自体がなくなってもニキビ痕のクレーターが残ってしまうことが多いです。いったんクレーターができてしまうと、通常の治療ではなかなか改善しません。

10代の頃にニキビに悩み、クレーターができてしまった25歳の女性が来院されました。前髪をおろして顔を隠すようにしています。人目が気になり、職場に行くのも辛いと嘆いていいました。

クレーターをなくすには、通常の治療よりもダウンタイム（施術後、日常生活に戻れるまでの時間）が長い、フラクショナルレーザーというレーザー治療を行います。思い切った荒療治でないと改善できないからです。

フラクショナルレーザーというのは、クレーターに照射して微細な穴を無数あけて、その後に皮膚が再生されることで陥没したクレーターを埋めていくという方法です。畑

を耕すようなイメージで、肌を入れ替えるわけです。

ダウンタイムは1週間から10日ほど。その間は特に紫外線に当たらないようにしないといけませんし、赤みが出たり、かさぶたができたりします。

これを5回1クールで、最低2クール合計10回は治療を行います。ダウンタイムが長いため、本人の強い意志と周囲の理解が必要です。彼女はダウンタイムにお正月休みやゴールデンウィーク、夏休みなど長期の休み、そのほか祝日の連休に有給休暇をプラスするなどして、職場の理解もあって10回の施術を無事に終えました。その結果、クレーターは改善し、化粧をしても凹凸が目立たなくなったのです。

コンプレックスから解放され、前髪も上げ、肩までの髪を後ろでまとめるシニヨンにして、ずいぶんオシャレな雰囲気に変わりました。仕事にも自信がついてきたそうです。

症例8 結婚を目標に母親と一緒に医療ダイエットに挑戦

肥満は長年の生活習慣と密接に結びついている場合が多いです。高校時代は50kg台だったのに、10年経って80kgを超え90kgに迫ろうとしている女性が、お母さんに連れられて来院されました。

顎が首に埋もれていて、セルライトという硬い脂肪の塊がお腹やお尻、太ももなどあちこちにできているような状態でした。自分で努力して何とかなるようなレベルではありません。いろいろなダイエットをやってみたけれど、すべてうまくいかず、あきらめモードになっていました。自分の体形にも無関心、自分の人生にも無関心になっているのです。就職する気持ちもなく、毎日、家でゴロゴロしているとか。

お母さんが心配して「娘が太るのを止めてください。お嫁に行けるように何とかしてほしいんです」と私に懇願するのです。

しかし、そんな状態から、意識改革をして、自分の人生を取り戻すようにするのは、容易なことではありません。

　本人がダイエットをあきらめているので、通常のアプローチでは意識改革ができません。親御さんなど家族の協力が必要になってきます。肥満の背景には生活習慣があるので、家族の方も肥満体形の場合も多く、お母さんも痩せた体形ではありませんでした。そこで、家族皆さんで一緒にダイエットに取り組んではどうかと提案しました。

　まず、最初に実行してもらったのは、生活のリズムを整えることです。引きこもりの方の場合、ほとんど夜更かしになっていて、食事の時間もバラバラになりがちです。夜寝る習慣をつけることで、ホルモンなども正常に分泌するようになります。朝起きて、規則正しい時間に食事を取り、夜も決まった時間に就寝するという生活が、ダイエットの大前提になるのです。家族一緒に規則正しい生活に切り替えて、体を慣らしていかなければなりません。

　同時に食事内容の見直しをします。肥満の人は異常に糖質が多くなっています。焼きそばやラーメン、スパゲティなどを驚くほど食べていたり、常にお菓子を食べていたり、甘い飲料水を頻繁に摂取していたりします。食事はタンパク質をメインにして糖質を制限、だらだら夜遅くまでお菓子を食べないようにするなどの生活指導を行いました。

生活習慣の改善に取り組むと、1～2か月目ぐらいまでは少しずつですが確実に体重は減っていきます。90kgだった体重が70kg代後半まで落ちました。しかし、必ず停滞期がきます。生活習慣の改善だけで体形を変えるのは困難なのです。その時期にモチベーションが失われてリバウンドしてしまわないように、医療ダイエットによる施術を行いました。

現在はセルライトを超音波の施術や脂肪溶解注射などでなくしているところです。当初は体重で膝が壊れてしまうので運動をやりませんでしたが、体重が落ちてきたのでウォーキングなどから少しずつ始めました。

通院間隔も最初は1週間に1回だったのを、2週間に1回、月に1回と減らしていき、自分でダイエットをやり続けられるようにしていくのが目標です。そのためには、3か月～半年以内に「これなら、やっていけそう」と本人が思わなければいけません。経験上、半年以上は本人の気持ちがもたないのです。

半年間で結果を出すには一人では無理です。モチベーションを維持できるように協力する人が必要なのです。それは、担当医である私であり、一緒に生活する家族なのです。今のところダイエットは順調で、半年後までに結果を出せるのではないかと思います。

✤脂肪溶解注射（メソセラピー）

脂肪溶解剤を皮下脂肪に注射して脂肪細胞に浸透させ、脂肪細胞の膜を溶かして蓄積された脂肪を分解します。分解された脂肪は腎臓や腸の働きで体外に排出され、再び体内に吸収されることはありません。脂肪細胞自体の数が減るので、リバウンドしにくい体形になります。

脂肪溶解注射は、ピンポイントで部分的に痩せることができます。注射するだけなので施術時間は10分程度です。短時間ですみ、効率的なダイエットといえるでしょう。

心療内科との連携が必要なケースもあります

美容医療を受けに来院される患者さんの中で、カウンセリングしていて外見というよりも、心の問題のほうが大きいと感じる方もいます。そんなケースでは、私一人で抱え込まずに心療内科と連携して、患者さんにとって良い方向に向かうように心掛けています。

症例9 心療内科と連携しつつ漢方薬も処方し、不登校の男子学生が登校できるように

「顔の毛穴の黒ずみが気になる」と来院された10代の男性ですが、私が見ても黒ずみはほとんどなく、皮膚の状態に異常は感じられません。

しかし、本人は気になって仕方なく、鏡を見ながらしょっちゅう爪楊枝でほじっています。その結果、炎症を起こしてしまい、「これでは学校に行けない」と言って次第に

不登校になっていったそうです。

精神的な問題が大きいと思われるので、「私のところでは何もすることはありません」と患者さんを返すのも一つの選択肢です。ですが、今のままでは外見が悪くなってしまう行為を続けている患者さんを放り出してもいいのだろうか、という医師としての葛藤があります。

まず心療内科に紹介して診療を受けてもらいながら、私は漢方内科もやっているので、血の流れ、気の流れの滞りがないかなどを判断し、証（体質）に合った漢方薬を出しました。そのほか、悪化した皮膚を治療するため、医療用ＬＥＤの照射などマイルドな施術も行いました。

心療内科で処方された抗不安薬や漢方薬、カウンセリングなどの効果が出て、彼は黒ずみを気にしなくなり、外に出てみようという気持ちが出て、学校にも行けるようになったのです。

心療内科と連携した例では、リストカットを繰り返す娘さんをお母さんが連れてこられたことがあります。リストカットした傷跡の治療に来られたのですが、傷跡が治りき

図表2　証の捉え方

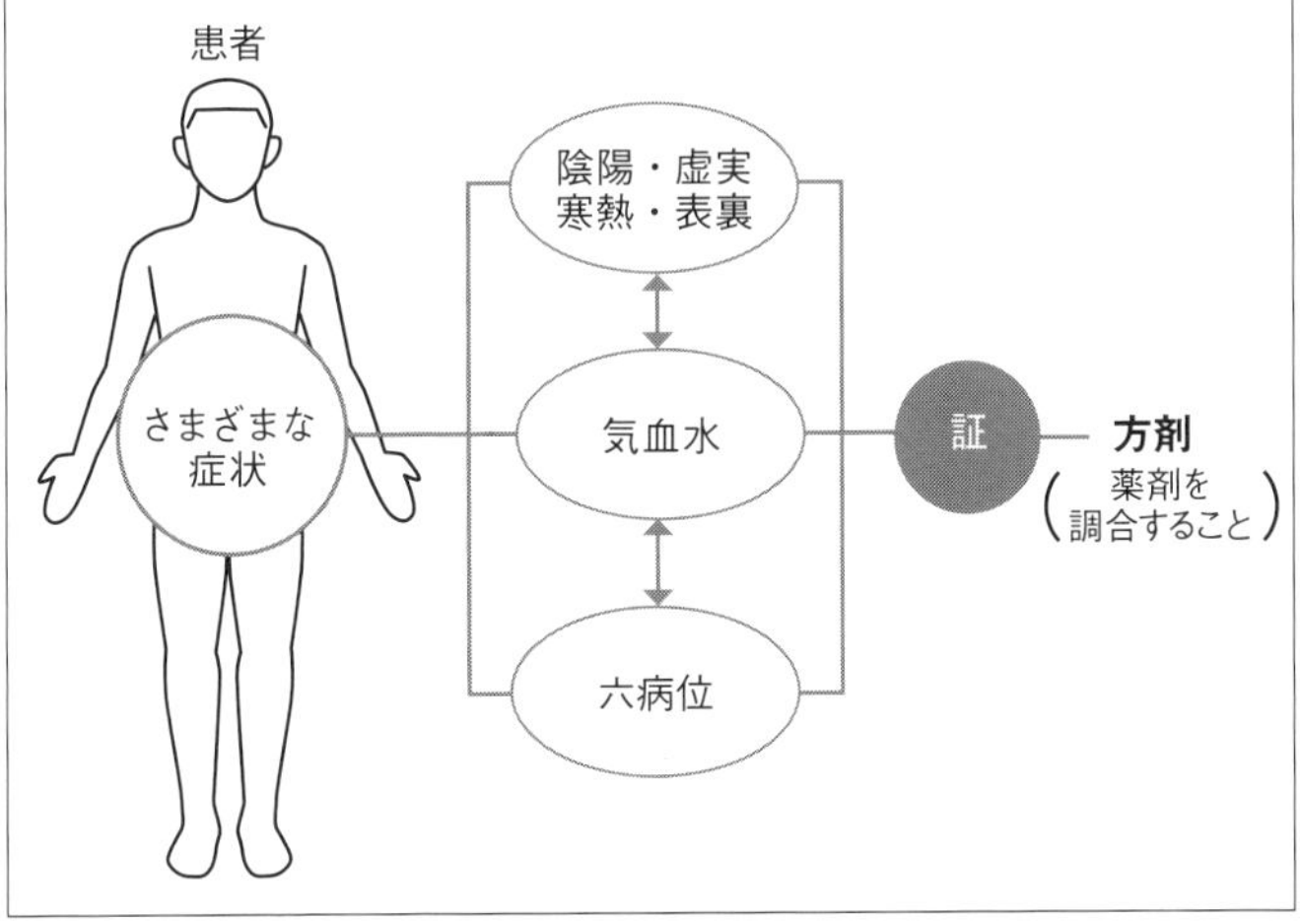

らないうちに、またやってしまうのです。リストカットしてしまう心の治療を行わなければ、同じことの繰り返しになるでしょう。やはり、私一人では手に負えないと判断し、心療内科と連携して治療に取り組むことにしました。

患者さんが外見ではなく精神的なものに問題がある場合に、美容医療の立場からどのように関わっていけばよいのかは悩むところですが、最適なアドバイスができるように努力をしていきたいと考えています。

✤漢方薬治療

漢方では患者さんの「証」に合わせて薬を処方します。「証」とは、漢方医学における診断で西洋医学の病気とは異なり、同じ症状があっても「証」によって処方する漢方薬が違ってきます。例えば体力や抵抗力が充実している「実証《じっしょう》」の方と、体力がなく抵抗力が弱まっている「虚証《きょしょう》」の方では効果が出る薬が違うということです。

また、証ではほかにも不調の原因を探るために「気・血・水」の流れを診ます。漢方では気、血、水が体内をスムーズに流れることで健康が維持できると考えていて、滞ったり、不足していたりしないかチェックします。気の流れに問題があると疲労感や食欲不振、のぼせ、イライラ、動悸などの症状が、血行が乱れると月経異常や貧血、皮膚の乾燥などの症状が、水の不調でむくみやめまい、頭痛などの症状が生じると考えられています。

美容医療にはデメリットがあることも知っていただきたいです

今まで美容医療は単に外見を美しくするだけでなく、コンプレックスを克服して幸せな人生を得るための手段であることを述べてきました。実際に美容医療によって人生を変えることに成功した患者さんたちの症例をお読みいただいて、ご理解いただけたと思います。

ただし、美容医療はメリットばかりというわけではありません。美容医療そのものが内包するデメリットもあるのです。

「プチ整形」という言葉が流行したように、今は気軽に美容医療を受ける時代になりました。

しかし、美容医療のデメリットもしっかり知ったうえで受診しないと、後悔してしまうことになりかねません。美容医療の華やかなコマーシャルをうのみにするのではなく、正しい知識を持ったうえで美容医療を受けていただけば幸せな結果につながると思います。

「美しさ」のイメージを患者さんと医師が共有するのは意外と難しいのです

患者さんが何を希望しているのか、まずカウンセリングで詳しくうかがうようにしています。それから患者さんの希望をかなえるにはどういう施術があるのかを提示します。

言葉だけではイメージが伝わらないので、写真や図、人体模型などを用いて皮膚と筋肉、骨格など基本的な体の仕組みと共に施術法を説明します。鏡を見てもらったり、症例写真を見てもらったりして、施術後のイメージを共有します。施術にかかる時間やダウンタイム、費用なども説明して、すべて理解していただいたうえで、施術法を決めていきます。

時間をかけ、手順も踏んで、合意のうえで施術し、私には完璧な結果だと思えるのに、患者さんにとっては「良くなったとわからない」「えっ、こんなこと求めていないのに……」ということが起きることもあります。

美容医療における「美しさ」とは、バランスの取れたプロポーション、左右対称性のある均衡と調和と一般的には定義されます。しかし、「美しさ」とは人によって、年代によって、あるいは時代や国によって変わってくるというのも事実なのです。

私が百点満点の施術ができたと思っても、患者さんにとってそうでなければ百点にはなりません。

ほうれい線が目立たなくなる施術を行い、成功していても「あまり変わらない気がする」と言って、治療を続ける患者さんもいます。「シワが目立たなくなる」という感覚が共有できなかったということでしょう。

二重にする施術で、「左右の二重の幅が0・5㎜違う」と抗議を受けたこともあります。0・5㎜の差は許容範囲だと私は思っていたのですが、その患者さんにとってはそうではなかったのです。

また、「目の下のクマが気になる」と来院された患者さんにヒアルロン酸注射でクマをなくしたところ、「チャームポイントだった涙袋までなくされた」とクレームになったことがありました。涙袋について共通認識を持てなかったことが原因です。

症例10 「クマが気になる」と言われ、クマをなくしたら涙袋もなくなりクレームに

開院してしばらくたった頃のことです。30代後半の女性が「クマが気になるので何とかしたい」と来院されました。

当時は、クマやほうれい線を目立たなくするには、凹みが生じている場所にヒアルロン酸を注入する方法が主流でした。顔の中心にヒアルロン酸を多く注入すると、下から目が圧迫されて不自然になりがちですが、クマは消えます。患者さんもクマが消えたことで満足される方がほとんどでした。

十分要望を聞いたつもりで施術したのですが、施術後に「自分のチャームポイントである涙袋まで消された」と抗議に来られたのです。

確かに、当時は若い女性に涙袋が流行っていました。女性アイドルグループのメンバーの涙袋が「かわいい」と言われていたのです。涙袋をつくってほしいという20代の女性が多かった時代でした。

カウンセリングで時間をかけて話を聞いても、「涙袋がチャームポイントだと思っている」とは一言も言っていなかったのです。しかも、完全に涙袋が消えるのではなく、少し目立たなくなる程度なので許容範囲だと私は思っていました。

「もしかしたら……」と気付けなかったのは、私が美容医療を行う医師として未熟だったということです。

結局、ヒアルロン酸を溶かす酵素を注入して元に戻しました。

この患者さんからの抗議を反省して、カウンセリングで鏡を見ながらシミュレーションをすることに力を入れるようにしました。この症例で言えば、患者さんがクマをなくす施術を行えば、涙袋もなくなることを事前に実感できるようにするためです。

何を「美しい」と感じるかは、見る人の心情が大きく影響します

左右対称でバランスの取れた顔や体形であっても、マネキンを絶世の美女と思う方はいないのではないでしょうか?

美人で知られる古代エジプトの女王クレオパトラは、実はそれほど整った顔立ちではなかったともいわれています。溢れる才気、人をそらさない話術、気品ある色香、ゴージャスな衣装などで、女性としての魅力を発揮してローマの英雄たちを虜にしたとされています。顔の造作ではなく、クレオパトラの魅力そのものが、人々に「美しさ」として認識されたのでしょう。

「何を美しいととらえるか」について、ノーベル生理学・医学賞の受賞者である、オーストリアの動物行動学者、医学者のコンラート・ローレンツ(1903~1989年)が興味深い指摘をしています。

子どもと大人、幼い動物と成長した動物の絵を並べ、どちらを好ましいかテストすると

図表3　幼児が引き出す保護本能について

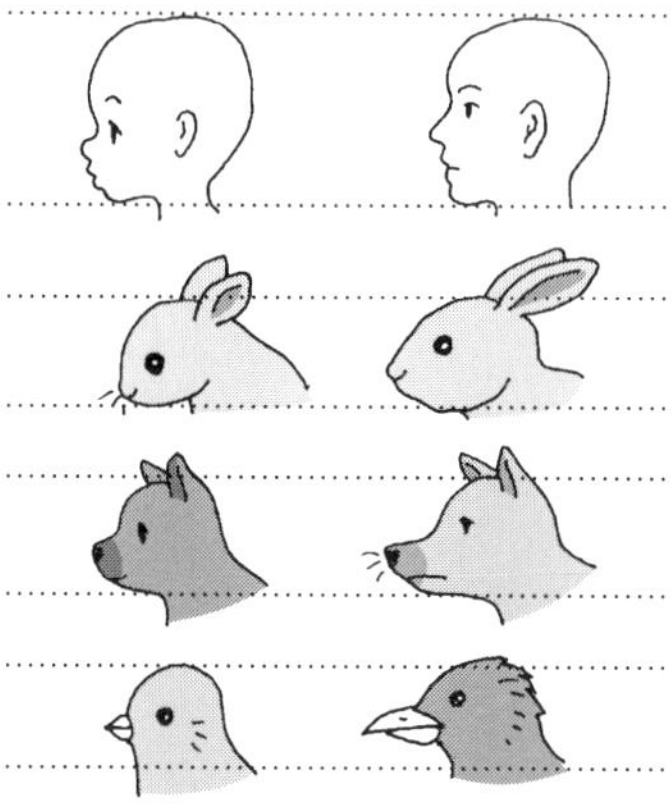

左列の頭はかわいらしい印象を与える（子ども、子うさぎ、子犬、小鳥）
右列は小さい物をいたわる感情をもたらさない（大人、うさぎ、猟犬、野鳥）

出典：『アイデザイン』ごま書房新社

（上の図表参照）、全員が子どもや幼い動物を好ましいと回答したそうです。丸い膨らみ、大きな目、ふっくらした頬などは、子どもや幼い動物の共通点であり、かわいらしいと感じるのは万国共通なのでしょう。ローレンツは、子どものようなかわいらしさが大人にとって魅力的に映るのは、保護本能をくすぐるからだとしています。

確かにディズニーアニメの主人公は、子鹿や子ネズミ、子犬など幼い動物たちで成長した動物ではありません。スタジオジブリのアニメも、子どもを主人公にした作品が多いです。万人に愛されるキャラクターとして、子どもや幼い動物は最適と言える

図表4　ミュラー・リヤーの錯覚

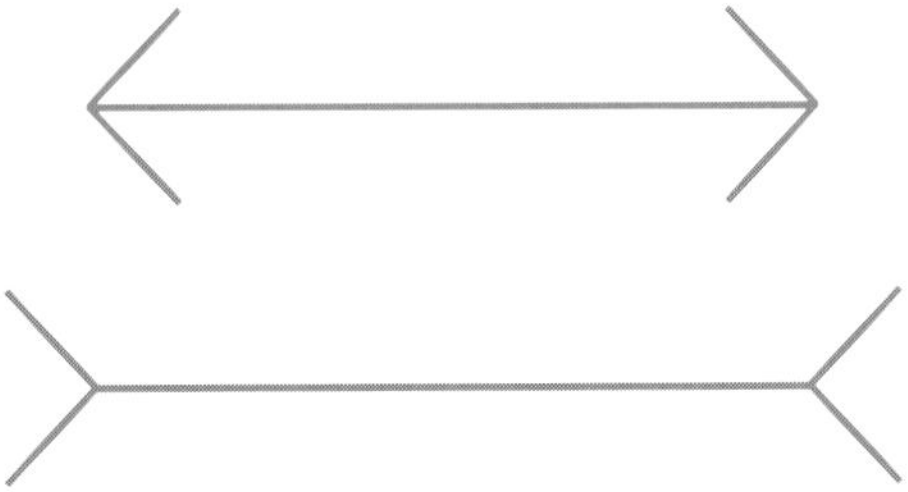

上方矢印が下方矢印より短く見えるのは、矢羽が外側を向いているからであり、直線の長さは一緒である　出典：『アイデザイン』ごま書房新社

のでしょう。

ローレンツの指摘を受け止めれば、社会や異性に「美しい」と好印象を抱かせるには、子どものようなかわいらしい外見が必要ということになります。美容医療を行う医師としては、成人の顔に子どもらしいかわいらしさを同居させる方法を考えることになります。目を二重にすることで大きく見せたり、頬にヒアルロン酸を注入することでふっくらさせたり……。

ちなみに、アートメイクでも錯覚を利用する方法があります。

ドイツの心理学者、社会学者のミュラー・リヤー（1857〜1916年）が発表した錯視《さくし》（=目の錯覚）があります（P78の図表参照）。同じ長さでも、両端の矢羽が外側に向いているのか、内側に向いているのかで、違って見えるのです。

目尻のアイラインを内側に丸く描くと、目が丸くクリッとして見えます。目尻のアイラインを外側に長く引くと切れ長の大きな目に見えます。どちらが「美しい」と感じられるのかは、その人の顔の骨格や鼻や額、眉、唇とのバランスによって決まってくるでしょう。

ローレンツは、幼いかわいらしさが大人の保護本能を刺激して「美しい」と感じさせるとしましたが、21世紀の今もその指摘がすべて通用するのかどうかは判断に迷うところです。

「美しい」と感じるのは人の心です。例えば、初対面では「眼鏡をかけていて理知的だけど冷たそう」という印象だったのに、何度か会って親しくなった後では「目が大きくて、肌もキレイで美人だ」という印象に変わることがあるのではないでしょうか。初対面の時は、その人の特徴的な部分しか見えなかったのに、会うたびに親しみがわいてくると「美しい」と感じられる部分が多くなっていくのではないでしょうか。

このように「美しさ」は一定ではありません。それだけに、患者さんが求める「美しさ」と我々美容医療を行う医師が考える「美しさ」をすり合わせることが大変重要です。このすり合わせが十分でないと、満足できる結果が得られないというリスクが発生します。

腫れがひくまで外出ができない、メイクができない期間があります

光治療器（ＩＰＬ）のように、その日のうちに洗顔やメイクができる施術もありますが、腫れなどが治まって元通りの生活に戻れるまで、ある程度の時間がかかる施術も多いです。

例えば、二重にする施術の場合、特殊な糸で止める埋没法では、通常は1週間ほどで70%くらい腫れがひき、約1か月でほぼ治まります。切開法の場合は2〜3週間くらい腫れていて、治まるのに約2か月かかります。

レーザー治療でも、照射後は皮膚の赤みが強く出る施術もありますので、数日間外出が難しいものもあります。

プチ整形のつもりでいても、ダウンタイムが必要な場合も多いことを知っておいていた

だきたいと思います。

基本的に手術をしたら元には戻りません

糸で止める二重の埋没法ならば、術後早い段階で糸を抜けば元に戻ります。シワなどをなくすヒアルロン酸注入の場合も、ヒアルロン酸を溶かす酵素があるので元に戻すことができます。

しかし、切開法などの手術を行う場合は、基本的に元には戻りません。やってみて、考えていたのと違うから元に戻そうと思ってもできないのです。

アートメイクの例で説明しましょう。

施術した時に理想的な眉のデザインだと思っていても、10年、15年経って、まぶたが垂れてくる眼瞼下垂になってしまうと眉毛も形が変わってしまい、左右差も出てきやすくなります。

しかし、アートメイクは自然に色素が薄くなってはきますが、完全に消えず、また、レーザーで簡単に消せるものではありません。修正しようと思っても、太い眉のデザインだと消すことができないので修正が難しくなります。ですので、将来のために細めのデザインにすることをお勧めしています。

細めでしたら、後から描き加えて調整できるからです。このように、いったん施術したら元には戻らない可能性があることを前提に考えなければいけません。

第3章

「治療のゴール」のイメージの仕方と伝え方

美容医療は一瞬でキレイになる魔法ではありません

美容医療に過大な期待を抱いて来院される患者さんがいます。

美容医療を受ければ、女優さんのようになれると信じているのです。もちろん、要望に沿えるよう最大限の努力はしますが、できることとできないことがあります。「憧れの女優さんと同じような顔に」と希望されても、眼球の位置や骨格までは変えられません。

また、ネットなどで探した他の美容クリニックの症例写真を持ってきて「この眉と同じにアートメイクをしてください」と言う患者さんもいます。

しかし、いわゆるビフォー・アフターの写真は、施術後数日たった一番良い状態の時のものがほとんどです。患者さんは、その状態が永久に続くと思い込んでいました。徐々に色素は落ちていきますし、静止した状態では良く見えても、目を開けたり閉じたりした時にどう見えるのかまで検討しなければいけません。

そして、何より顔の骨格など個人差があります。症例写真と100％同じにというのは、無理な注文だということを知っていただきたいと思います。

1回の施術で、すべてが劇的に変わると勘違いしている患者さんもいました。シミも、シワも、たるみも一瞬で消えると思っていたようです。何度も繰り返しての施術や複数の施術が必要だということを説明して納得していただきましたが……。

また、夏に「シミを今すぐ全部取ってほしい」と言う患者さんが来院されたことがあります。レーザーでシミを取ったとしてもきちんとした紫外線対策をしないと、強い紫外線を浴びることでそこがまたシミになる可能性が高くなります。

この方の場合は、十分な紫外線対策が難しいとのことでしたので、夏の間は浅い部分の薄いシミを徐々に取る弱いレーザーや光を照射する治療だけにして、紫外線が弱まる秋になってから深い層のシミを強力なレーザーで取るスケジュールにしました。

このように、美容医療の多くは1回で終わりではなく、何度かの施術が必要で、時間もある程度かかることも覚えておいてください。

自分のコンプレックスと対応可能なダウンタイムを医師に伝えることが大事です

「キレイになりたい」「若返りたい」という漠然とした希望では、何をどうするのかを絞り込むのに時間がかかります。悪徳美容整形医ならば、料金の高い施術から順番に勧めていくでしょう。

そうならないためには、患者さんがどこをコンプレックスに感じているのかを、医師に具体的に話していただくことが一番重要です。

「目が大きく見えるように二重にしたい」
「まぶたが下がってきているのと、ほうれい線が気になる」
「毛穴が目立つようになった」
「お尻にセルライトがついてぼこぼこしてきた」
などと具体的な要望や気になっていることを伝えてくだされば、その患者さんに合った施術法を提案できます。

そして、同じくらい重要なのが、患者さんのライフスタイルを伝えていただくことです。今まで繰り返し述べてきたように、施術後にはダウンタイムが通常あります。

「営業の仕事をしていて土・日しか休めない」

「サービス業なので翌日からお化粧できないと困る」

「主婦なので腫れがひくのは1週間先でもかまわない」

「主人には内緒なので、傷ができるのはダメ」

といった情報をいただければ、患者さんのライフスタイルに沿った施術法を考えます。土・日しか休めないのであれば、ダウンタイムが短い施術を勧めますし、お正月休みや夏休みなど長期休暇に合わせて施術することも選択肢の一つになります。

二重にする施術で仕事を休めない方ならば、眼帯をかけて片方ずつやることもあります。片方の腫れが完全に治るまで眼帯をかけてもらい、腫れが引くのを待って、その後もう片方を施術するというやり方もできるのです。

カウンセリングで「自分の求めるゴール」を見極めましょう

患者さんが何をコンプレックスと感じているのかがわかり、受け入れ可能なダウンタイムがわかれば、要望に沿った施術を提案します。

施術法の説明はもちろん、施術をするとどうなるのかを、患者さんが具体的にイメージできるように、鏡を見ながら説明します。アートメイクでも、二重でも、シミュレーションを何度も行って、すり合わせをして、ＯＫとなって初めて施術になります。

シミュレーションで施術を受けるとどうなるのか、具体的なイメージを持つことは大事です。そこで、患者さんは「自分の治療のゴール」を決めてください。

１回の施術でできることは限られています。「二重にして、今より目を大きく見せること」などゴールを決めましょう。どのくらい大きく見えるのかなど、ゴールの具体的なイメージを医師と共有することがポイントです。

家庭や職場の人間関係も話していただければ、施術後のストレスを避けられるようなアドバイスをします

カウンセリングでは、患者さんは施術後の仕上がり、デザインに関心が向いています。美容医療を受けるのですから当然のことですが、施術後のダウンタイムの過ごし方も大変重要なのです。家族や友人、職場の方々など周囲の皆さんの理解と協力があると、良い結果をもたらします。

例えば、加齢によるたるみで顔の下側に降りてきた脂肪を溶かす注射をすると、顎の周辺のもたつきがなくなってフェイスラインがすっきりします。見た目が明らかに変わるので、周囲の人から「小顔になったね」と褒められます。すると、モチベーションが上がり、どんどんキレイになっていくケースが多いのです。

反対に友人や職場の同僚に「整形したの？」と胡散臭く言われると、不安になってしまい、腫れがひくのが遅くなったり、結果が思うようにいかないこともあります。精神的な

影響は大きいのです。

中には親に内緒で施術して怒られ、「ばれたので、元に戻してください」と泣きついてくる方もいます。

時間をかけてカウンセリングして、納得がいく施術ができていたにも関わらず、元に戻すのは美容整形医として残念で仕方ありません。家族に前もって話して、理解を得ておいたほうがいいことは言うまでもありません。

また、患者さんが施術後にストレスを感じないですむよう、周囲に理解が得られるよう、いろいろなアドバイスもしています。

例えば、二重にする施術で、仕事が休めないので眼帯をかけて1週間過ごすケースでは、「ものもらいができて、お医者さんから眼帯をするように言われた」、あるいは「眼瞼下垂でまぶたが落ちてきたから、筋肉を縮める手術が必要と医者に言われた」など周囲への説明の仕方をアドバイスします。

施術後に腫れが出ることを不安に感じたら、前もって相談していただければ適切な対処法をアドバイスできると思います。対策を講じておけば、ストレスを減らせるのではない

図表5　周囲への対応の仕方

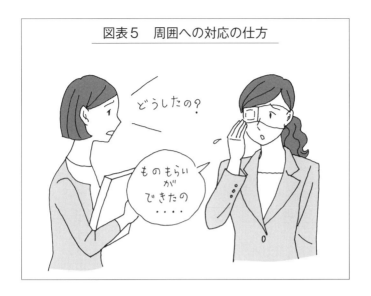

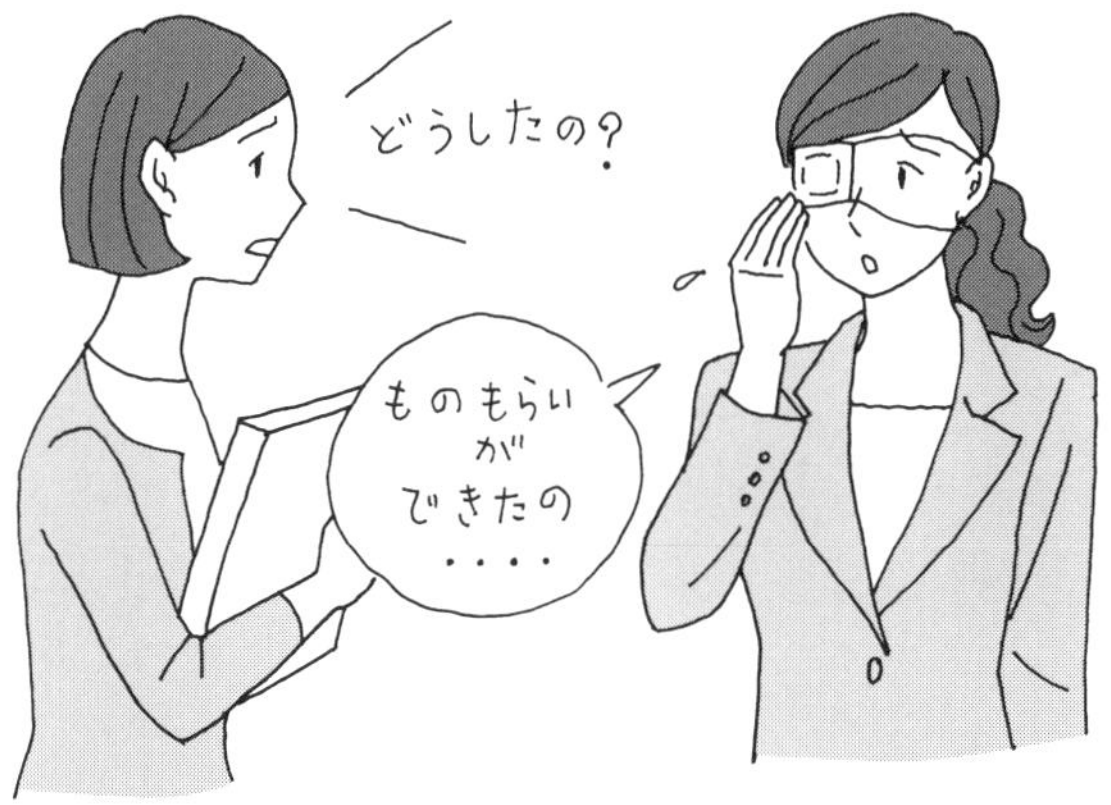

でしょうか。ダウンタイムを乗り切れば、目指していたゴールに到達するのですから、それまで頑張っていただきたいと思います。

医師と患者さんは二人三脚。患者さんに医師と協力する気持ちがないと成功しません

美容医療の場合、医師が「こうなるとキレイになります」と押し付け、患者さんがひたすら受け身でいては成果が出ません。患者さんの協力があり、二人三脚で「一緒にキレイになっていこう」という姿勢がないとダメなのです。

そのためには信頼関係を築くことが大事です。「注射が怖い」と伝えていただければ、機械を使用する施術法を選び、効果を実感してもらい、そこから次の段階に進むというように、一歩ずつ着実に進めていくようにします。

反対に、患者さんにも協力を求めます。例えば、患者さんのカウンセリングに時間をかけるようにしていますが、1時間の予約なのに2時間も3時間もお話を聞いていたら、次の予約の患者さんをお待たせしてしまうことになります。予約の1時間をオーバーした時点で、次回を予約していただくことになります。

また、施術時間が来ているのに、パウダールームでお化粧を落とすのに30分もかけられると、予定通りに施術ができずに困ってしまいます。

医師と患者さんの信頼関係が構築でき、「一緒にキレイになっていきましょう」という姿勢が共有できれば、施術が成功する確率は高くなります。そして、成果が実感できた時点から、患者さんはどんどんキレイになっていくことが多いのです。

人は「酸化」「糖化」「炎症」で老化します

若々しく見えるというのは、美容医療の大きなテーマです。若く見えることを追及するためには、当然ながら老化の原因についての知識も必要になってきます。ここで、老化のメカニズムについて少し説明しておきましょう。

老化の原因については諸説があり、さまざまな研究がなされてきました。ホルモンの分泌が加齢によって減少するというホルモン低下説、細胞分裂を繰り返すうちに遺伝子にエラーが生じるという遺伝子修復エラー説、排泄しきれない老廃物が溜まって老化するという老廃物蓄積説などがあります。

最近の研究では、「酸化」「糖化」「炎症」が老化のスピードの鍵を握るという考え方が注目を集めています。

「酸化」とは、活性酸素によって体が錆びることです。私たちは空気を吸い、空気に含まれる酸素を体内で消費していますが、使われなかった余った酸素は活性酸素となり、タンパク質や脂質、酵素、遺伝子などを酸化させ、生体機能を乱します。酸化が進めば動脈硬化や高血圧、糖尿病などの引き金となってしまうのです。

しかし、体内には抗酸化酵素があり、自然に活性酸素を取り除いてくれるので、すぐに病気になるわけではありません。

ところが、40代からは抗酸化酵素が減っていき、活性酸素が溜まって酸化が進んでいってしまうのです。こうした酸化ストレスは、老化のスピードを速めてしまいます。

2つ目の「糖化」とは、余分な糖によって体が焦げることです。体内の不要な糖とタンパク質が結び付いて、「AGEs」（エイジズ＝終末糖化産物）という老化物質を生成します（メイラード反応）。わかりやすく説明すると、パンケーキを焼くと表面がこんがりとキツネ色になるのと同じこと。パンケーキに含まれる糖とタンパク質が結び付いて糖化するため、キツネ色になるのです。

AGEsは体内で分解されにくく、血管に溜まると動脈硬化の原因になり、骨に溜まると骨が茶褐色に変色して骨粗鬆症の原因に。そのほか、タンパク質が存在する臓器や皮膚、筋肉なども糖化によって劣化していきます。

図表6　加齢とともに増えて蓄積されるAGEs

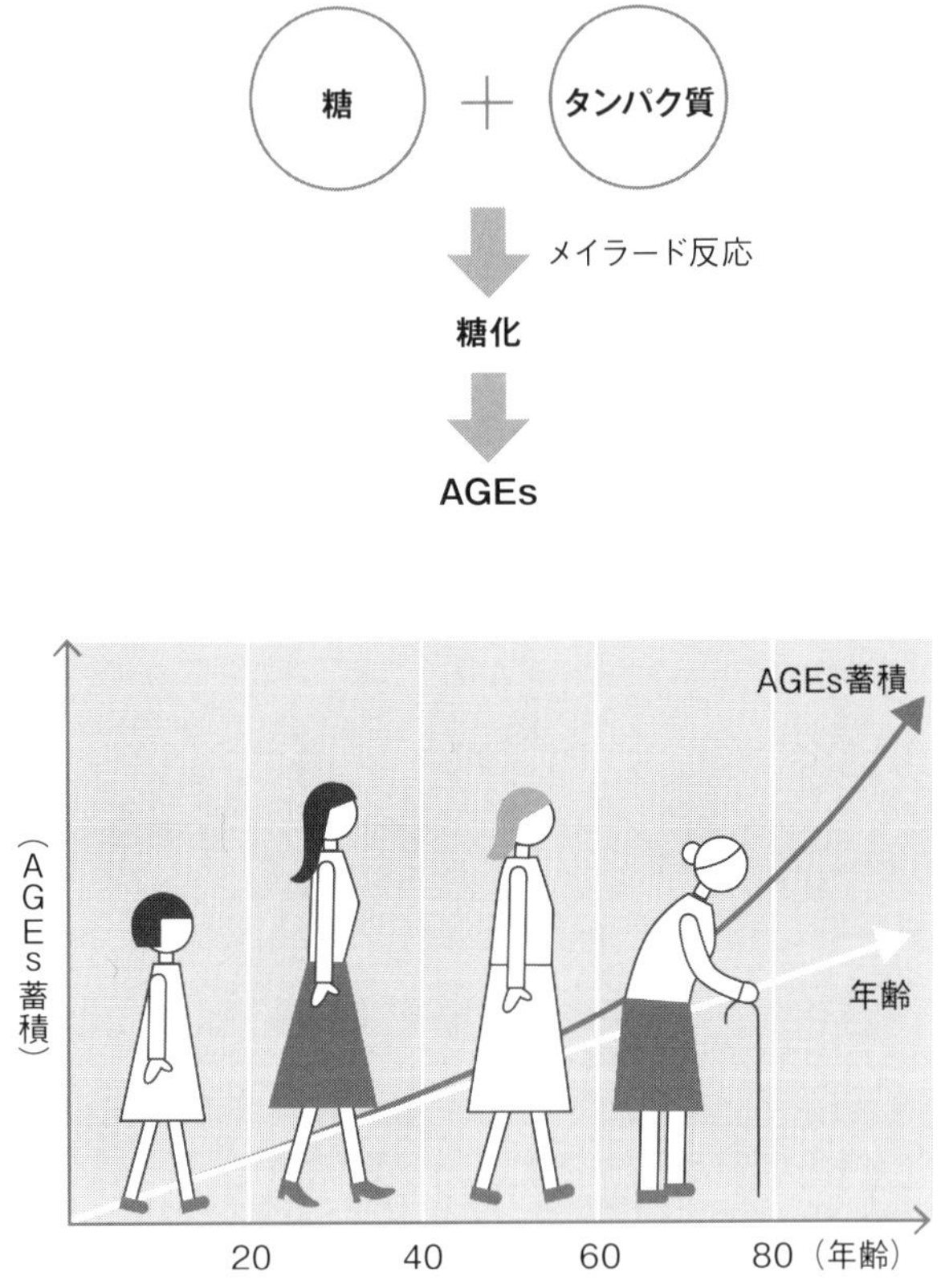

加齢とAGEs蓄積

出典：永井竜二ら, Clinician, vol.98, No.476, p.110（1998）．より一部改変

体内でできるＡＧＥｓの量は、血糖値×持続時間で表せます。血糖値が高いほどＡＧＥｓが多く発生し、さらに糖とタンパク質との接触時間が長いほど糖化は進み、蓄積量が増えていき、老化を加速させるのです。

３つ目の「炎症」とは生体の防御反応ですが、免疫機能の老化によって慢性炎症となり老化が進んでしまいます。

免疫とは菌やウイルスなど異物から体を守るシステムで、自然免疫と獲得免疫があります。自然免疫は、マクロファージなどの白血球が菌やウイルスなど病原体を攻撃します。獲得免疫は自然免疫では対処できない場合に発動されます。過去に体の中で起こった免疫反応の特徴を記憶して、次に同じ病原体が入り込もうとすると攻撃してやっつけます。

こうした免疫機能が体力と同様に加齢によって衰えていくことで、過剰な炎症反応が引き起こされ、炎症が収束しない慢性炎症へとつながっていきます。慢性炎症は遺伝子レベルでの細胞老化をもたらし、細胞の成長と分裂が止まるため、体内の組織の再生や自己修復力が制限されてしまいます。そして、細胞老化によって体内の組織の機能が低下し、老化が加速し、慢性炎症もひどくなるという悪循環に陥ってしまうのです。

肌トラブルの原因を知ることも大切です

老化のメカニズムについてご説明しましたが、今度は肌についてもみていきましょう。加齢とともにシミ、シワ、たるみなどの肌トラブルが増えてきます。肌トラブルの原因を知っていれば、医師とのコミュニケーションもスムーズになるでしょう。改めて、私たちの肌について少し説明します。

まずは肌の構造からです。

皮膚は表皮、真皮の2層に分かれています。

表皮は角質層、顆粒層、有棘層、基底層の4層からなっています。一番下にある基底層で作られた表皮細胞は、徐々に表面に押し上げられていき、最後は角質細胞となり、垢として剝がれ落ちていきます。このサイクルを肌のターンオーバーといいます。ターンオーバーのリズムは体の部位や年齢などで異なってきますが、通常は約4週間といわれています。

真皮には血管、皮脂腺、リンパ管、汗腺などがあり、毛細血管を通じて表皮に栄養や酸素を送り込んでいます。真皮を構成しているのはコラーゲンとエラスチンという線維と、その隙間を埋めるヒアルロン酸などのゼリー状の物質です。

●メラニン色素が沈着してできるシミ

基底層にある色素細胞メラノサイトがメラニン色素を作り、ターンオーバーによって押し上げられ、垢と共に剥がれていきます。しかし、メラニン色素が大量に発生し、加齢によりターンオーバーが遅くなってしまうと、メラニン色素が剥がれ落ちにくくなり、皮膚の表面に定着してシミとして残ってしまいます。

メラニン色素が大量に発生する原因としては、まず紫外線が挙げられます。紫外線を浴びると、肌を守ろうとしてメラノサイトが活発化し、メラニン色素が大量に作られてしまいます。そのほか、女性ホルモンのバランスの乱れやストレスで生じる活性酸素が、メラノサイトや皮膚を刺激してシミの原因となってしまいます。

図表7　シミのない肌とシミのある肌

シミのない肌（ターンオーバーが正常な肌）

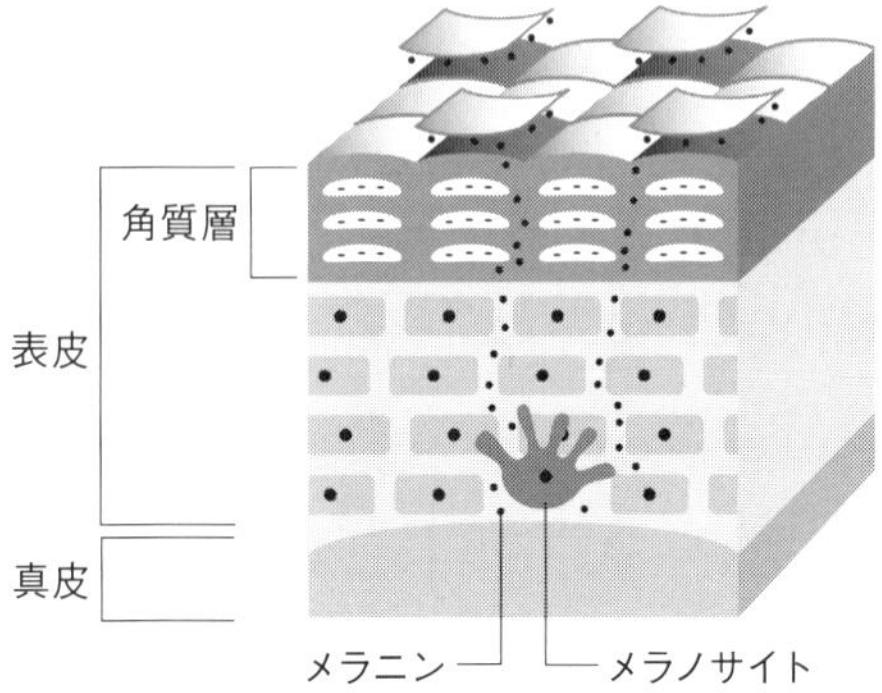

シミのある肌（ターンオーバーが乱れた肌）

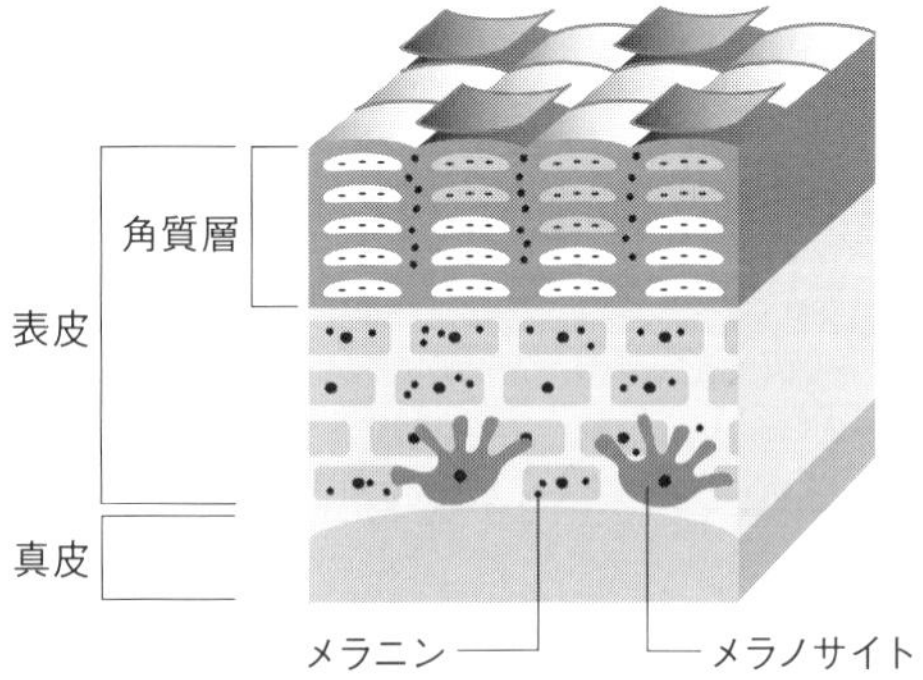

●肌の弾力がなくなって、皮膚が落ち込んで刻まれるシワ

小ジワの原因は乾燥です。角質層の潤いを保つ天然保湿因子（ＮＭＦ）や皮脂が年齢とともに少なくなり、乾燥にさらされると、角質層の表面が剥がれやすくなり、表皮の水分がどんどん蒸発して、小ジワができやすくなります。特に目の周りや口の周りは、皮膚が薄く、皮脂の分泌も少なく、水分も少なめの場所なので、乾燥して水分不足になると小さなシワがたくさんできます。

深いシワは、肌の老化そのものが原因です。加齢とともに表皮の角質層の水分が減少し、真皮のコラーゲンやエラスチンの弾力性がなくなっていきます。真皮を支える支柱の役割を果たすコラーゲンは紫外線に当たると小さく切断され、コラーゲンをつないでいるゴムのような弾力性のあるエラスチンは変性してしまい、皮膚が落ち込んでしまいます。皮膚全体の弾力性が衰えて落ち込むことで、深いシワが刻まれてしまうのです。

図表8　シワのない肌とシワのある肌

シワのない肌

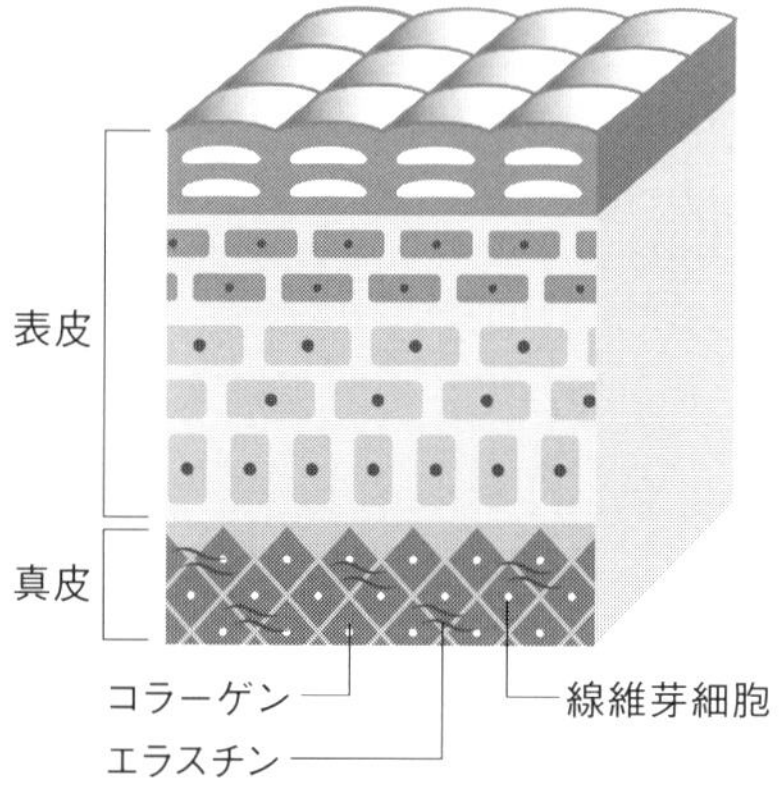

加齢・紫外線によってシワができた肌

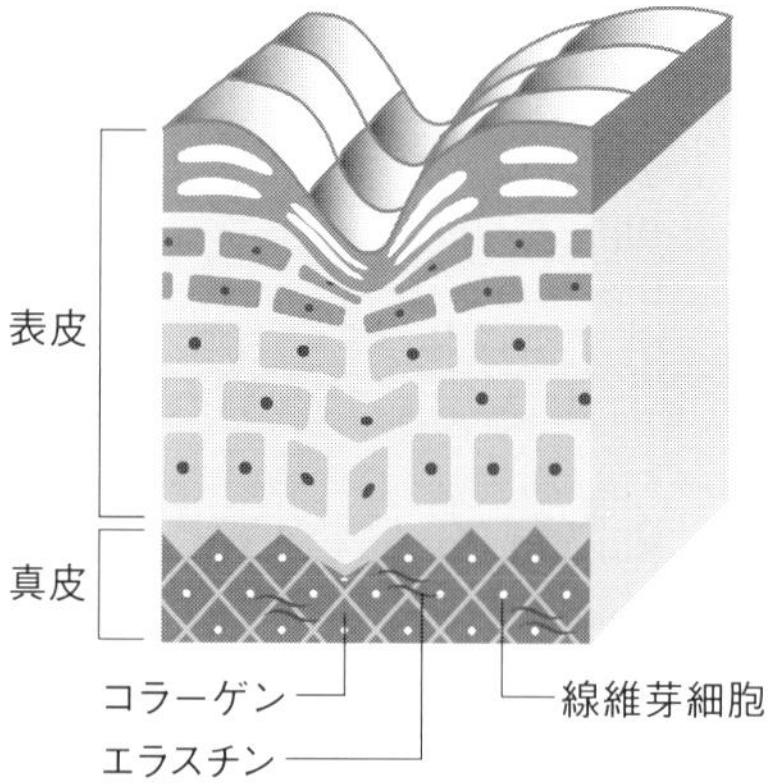

●真皮層と筋肉の衰えで生じるたるみ

肌のハリや弾力がなくなり、重力によって下がってしまった状態がたるみです。肌にハリや弾力を持たせているのは真皮層にあるコラーゲンやエラスチンです。若い時は重力があっても、皮膚に弾力性があるので下がってきませんが、加齢によって肌が衰えてくると、重力に抗しきれなくなるのです。

皮膚の弾力性がなくなるほかに、皮下脂肪や筋肉の衰えもたるみを招きます。

真皮層は表皮を支えると共に下にある皮下組織も支えています。真皮層の弾力性がなくなり、さらに皮膚を持ち上げていた皮下脂肪が少なくなると、たるみを生じます。目の下や頬、鼻の脇から口角にかけてなど、脂肪が多い部分にたるみが出やすいのです。ダイエットで急激に脂肪がなくなると、たるみが生じるのも同じ理由です。

そして、皮膚の土台と言うべき筋肉の衰えもたるみを誘発します。表情筋の衰えはたるみに直結してしまうのです。

図表9　たるみが生じることで起こる状態

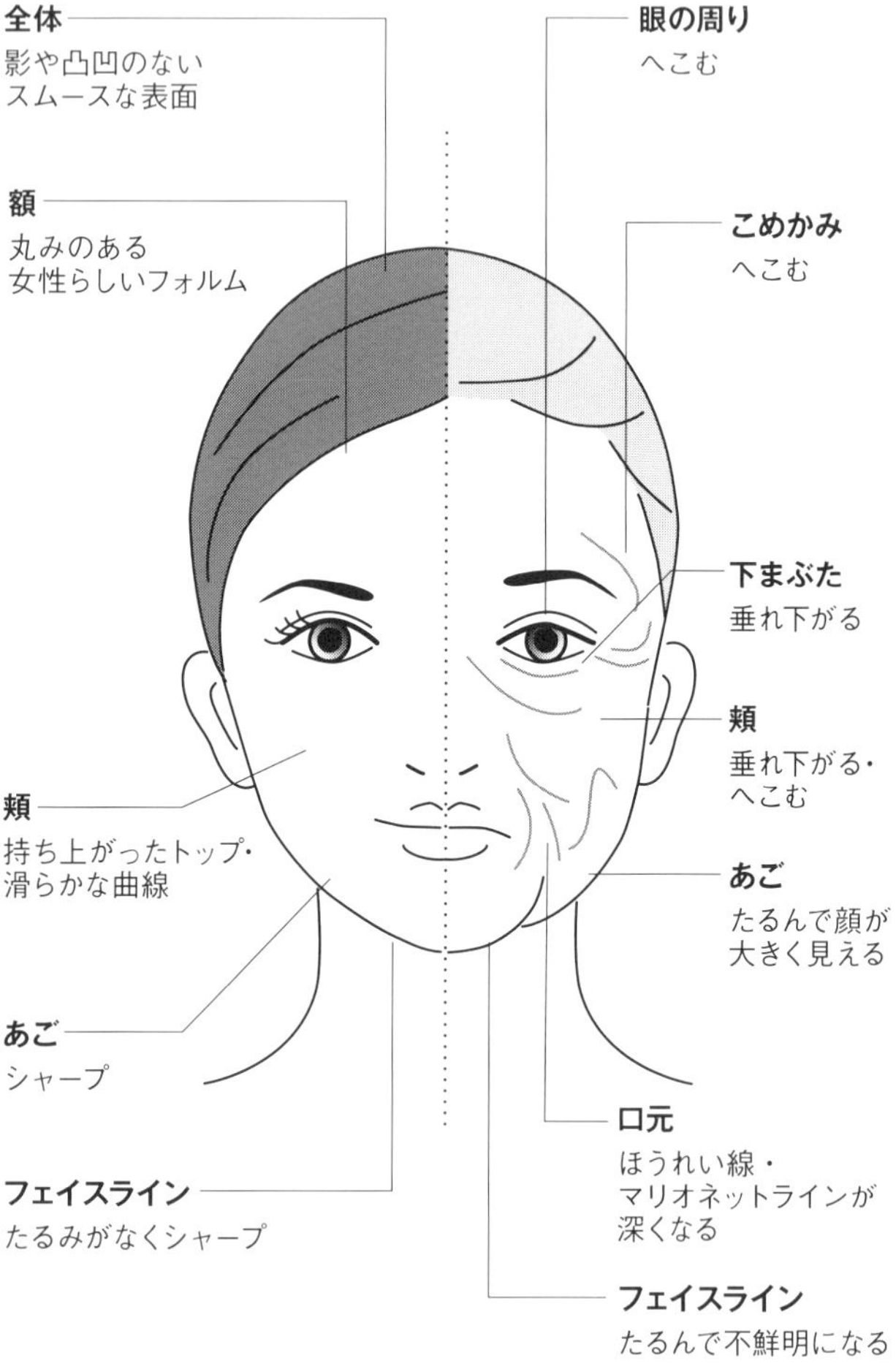

column ❶

女性美を作り出す女性ホルモン

人間の体内では100種類以上のホルモンが分泌されています。ホルモンは血液で全身に運ばれ、新陳代謝を促し、体調を整えるなど、体を一定の状態に保つために重要な役割を果たしています。その中で女性の一生に大きな影響を与えるのが、女性ホルモンです。

女性ホルモンとは、卵巣から分泌されるエストロゲン（卵胞ホルモン）とプロゲステロン（黄体ホルモン）を指し、月経や妊娠・出産と関わっています。女性ホルモンは思春期に分泌が始まり、体が丸みを帯び、初潮を迎えます。成人すると女性ホルモンが安定して分泌されるようになり、妊娠・出産に適した体内環境が整います。やがて、40～50代で女性ホルモンの分泌が減っていき、閉経を迎えて更年期となり、老年期へと移っていくのです。

エストロゲンは、肌のハリや潤いを維持し、骨密度を保ち、コレステロールを調節するなど、女性の美と健康に大きく関わっています。

プロゲステロンは、排卵を促し、妊娠しやすいよう子宮内膜を整える役割があるほか、体の水分を保ち、皮脂の分泌を増やします。

女性の老化の大きな原因は、卵巣機能の衰えによるエストロゲンの低下と言えます。エストロゲンにはコラーゲンを増やして皮膚の弾力を維持し、水分を保つ働きがあります。エストロゲンの分泌が減ると、肌がたるんだり、乾燥して小ジワができたりします。また、エストロゲンとプロゲステロンのバランスの乱れが、メラノサイトを刺激してシミを増やすことに。

エストロゲンは頭髪にも影響を与えます。エストロゲンは頭皮の状態を調整して髪を支える働きがあり、分泌が衰えれば髪にハリやコシがなくなってパサつき、抜毛が増えていき、薄毛になりやすくなります。

体形についても、エストロゲンが減ると代謝が落ち、内臓脂肪が増えて太りやすくなります。骨密度も低くなって、骨粗鬆症を引き起こすことも。

女性ホルモンの分泌が減っていく更年期には、のぼせやめまい、発汗、不眠、疲れなどの更年期障害と呼ばれる不調が出てきます。

年齢とともに女性ホルモンの分泌が減っていくのは、体にとって自然なことで避けることはできません。でも、肌の不調や更年期障害などを考えると、女性ホルモンの減少のスピードをゆっくりと遅らせるのにこしたことはないでしょう。

女性ホルモンの分泌を増やし、ホルモンバランスを整えるには、次のような方法が挙げられます。

・プラセンタ療法

ヒトの胎盤から抽出した有効成分が含まれる「プラセンタ」を注入することで卵巣の機能低下が補われ、女性ホルモンの分泌を正常化する効果が期待できます。

・女性ホルモン補充療法

女性ホルモンを注射や貼り薬、飲み薬などで少量補うことで、不調が緩和し、美肌効果も得られます。世界中で広く行われている療法ですが、がんが潜んでいることに気付かず女性ホルモン補充療法を受けると、がん細胞の増殖を促進する恐れがあるので、投与前に検査が必要です。乳がん治療中や既往歴のある方は受けられません。

・漢方薬治療

女性ホルモンの分泌を増やすわけではありませんが、更年期障害の不調を改善するのに有効なのが漢方薬治療です。副作用が少なく、のぼせや冷え、イライラなど心身の不調を改善するのに向いています。よく使用されるのは当帰芍薬散《とうきしゃくやくさん》、加味逍遥散《かみしょうようさん》、桂枝茯苓丸《けいしぶくりょうがん》です。漢方は同じ症状でも証（＝体質）によって合う薬が違うので、漢方専門医や薬剤師など専門家に処方してもらいましょう。

女性ホルモンの分泌低下のスピードを遅らせ、更年期障害の不調を改善するには、生活習慣を改善し、ストレスを発散し、前向きな気持ちで過ごすことが何より大事です。バランスの取れた食事、適度な運動、規則正しい睡眠を心がけ、趣味やボランティアなど生きがいや楽しみを持ちましょう。

column ❷

ストレスと美肌の関係

「ストレスは美容の大敵」といわれています。ストレスの影響は肌に現れやすく、ボロボロの肌荒れになったり、ニキビができたり……。

ストレスがかかるとホルモンバランスが崩れ、抗ストレス作用のある副腎皮質ホルモン（コルチゾール）が分泌され、同時に男性ホルモンが過剰に出てくるので、毛穴が詰まったり、ニキビができたりするのです。

また、ストレスによって血管が収縮して血行が悪くなります。新陳代謝が悪化してターンオーバーが乱れ、肌がくすんできます。また、血行が悪くなることで活性酸素が大量に発生し、細胞を老化させ、コラーゲンやエラスチンの生成を阻害します。

規則正しい生活、適度な運動などで、できるだけストレスをためないようにしましょう。好きなことをする時間、癒しの時間をもってストレスを発散させるのも大事なことです。

中高年に人気の糖質制限ダイエットとは

年齢を重ねると、どうして太りやすくなるのでしょうか？

人間は寝ている時でも、生命を維持するためにエネルギーを消費しています。基礎代謝といって、生きていくために必要最小限のエネルギーです。基礎代謝量は40代を境に急激に落ちていきます。若い時と同じような食生活をしていれば、太ってしまうわけです。

肥満を改善するには、摂取エネルギーを減らし、消費エネルギーを増やすというカロリー制限が王道でした。低カロリーの食事で摂取エネルギーを減らし、運動によって筋肉量を増やして基礎代謝を上げ、消費カロリーを増やすという方法です。

しかし、近年は糖質制限というダイエット法が注目を浴びています。

糖質を制限することで血糖値の上昇を抑え、インスリンの分泌を抑えて太りにくくするという考え方です。糖質を摂取すると血糖値が上がり、インスリンが分泌されて筋肉や肝臓に血糖を取り込ませて血糖値を下げます。しかし、取り込みきれなかった余分な血糖は

図表10　余分な糖質が体脂肪になるまで

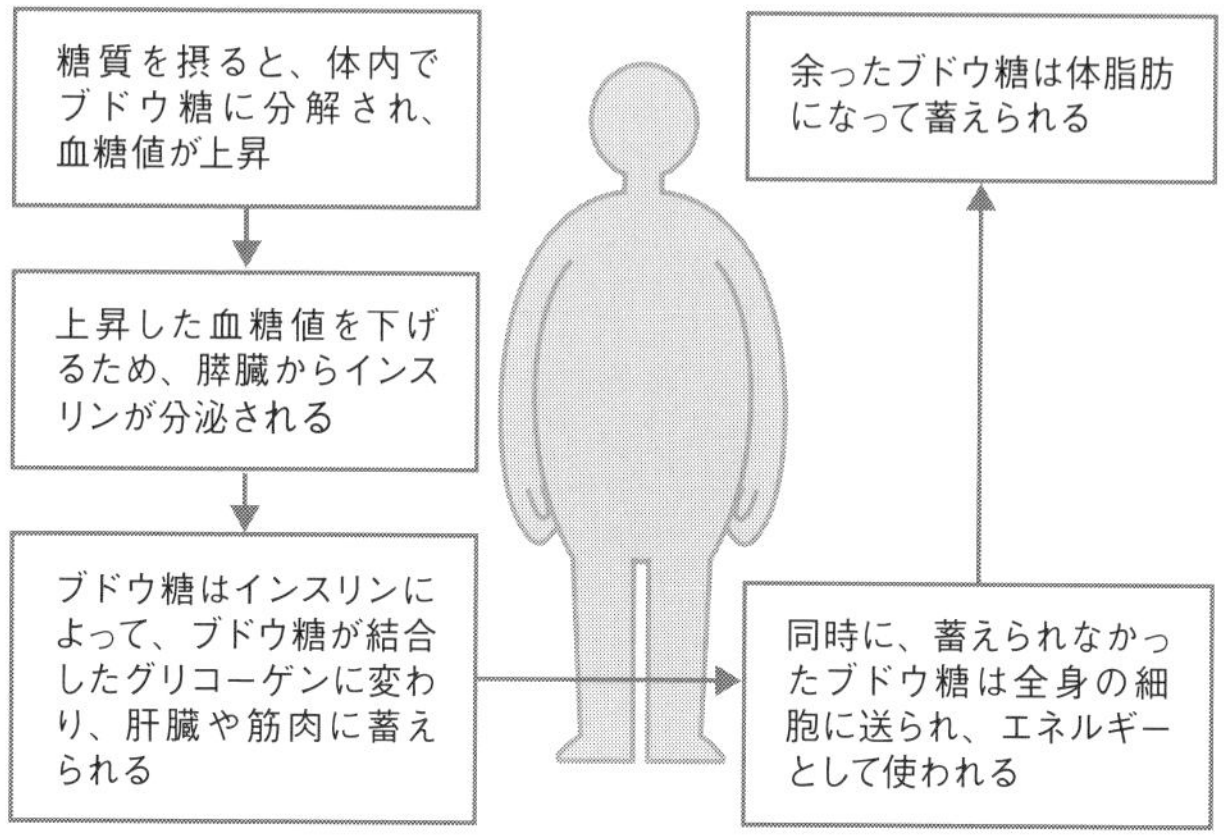

脂肪となってしまいます（上の図表参照）。ですから、糖質を制限することで血糖値をコントロールして、太らないようにしようという方法です。

また、糖質制限は血糖値の上昇を抑えるほか、体内の糖質が不足することで、蓄積されていた脂肪が分解されるという効果もあります。

では、糖質を制限するには具体的にはどんな食事をすればよいのでしょうか？

まず、糖質の多いお米やパン、麺などの主食の量を減らすこと。ご飯の量をお茶碗の八分目や七分目に減らしたり、食パンも6枚切りを8枚切りに変えたり。あるいは、夕食だけご飯抜きにするという方法もあります。

そして、砂糖を使ったお菓子などの間食を控える、糖分の多い清涼飲料水や缶コーヒーなどを飲まないなどは徹底したいところです。甘いものが欲しい場合は、食後すぐに無糖ヨーグルトに糖分の少ないフルーツをトッピングしたものなどを摂るとよいでしょう。

血糖値の上昇を抑えるためには、食べる順番や食べ合わせも重要になってきます。

最初は、「ベジタブルファースト」、つまり消化吸収されにくい食物繊維が豊富な野菜から食べ始めます。次に消化に時間がかかる肉や魚などのタンパク質、最後にご飯など糖質を多く含むものにします。糖質を最後に食べることで、血糖値の上昇が緩やかになる効果があるのです。野菜↓主菜↓主食という順番を守ってください。

ただし、野菜でも根菜やイモ類は糖質が多いので、食べる量を調節しましょう。糖質が少ないのは葉物野菜、肉類、魚介類、大豆製品、キノコ類、卵などです。

また、食べ合わせも大事で、糖質を脂質やタンパク質と一緒に摂ると血糖値の上昇を抑えられるという研究があります。パン単独で食べるより、バターやオイルを塗ったほうが血糖値は上がりません。白いご飯よりもチャーハンや卵かけご飯がベターということになります。

お酒に関しては、日本酒やビールは糖質が多いので避けたほうがよいでしょう。焼酎やウィスキー、ブランデー、ウォッカなどの蒸留酒は糖質ゼロなのでOKです。

糖質制限のメリットは、面倒なカロリー計算をしないですむこと、肉や魚などのタンパク質を我慢しなくても良いことでしょう。ただし、過ぎたるは及ばざるがごとしで、糖質は人間にとって必要な栄養素ですから、極端にカットすれば無気力や倦怠感、眠気などの症状が出てきてしまいます。極端に走らず、日常生活の中で無理せずに持続することが大事です。

最新美容医療ガイド

今まで美容医療の上手な受診の仕方について述べてきましたが、最新の美容医療にはどんな治療法があるのか、顔や肌、プロポーションなどについて簡単に説明しておきましょう。

目

「目は口ほどにものを言う」といいます。人に与える第一印象で目は大きなポイントになります。目の下のクマ、目の周囲のたるみ、眼瞼下垂などは老けた印象になりがちです。

・二重まぶた

糸による「埋没法」と皮膚を切開する「切開法」があります。埋没法はダウンタイムが短く、傷が残らないため人気が高い施術法です。二重まぶたの形により、「平行型」と「末広型」に分けられます。

・目頭切開／目尻切開

目頭切開は、目頭を切開することで目と目の間を近づけ、目を大きな印象にすることができます。また、二重のラインを平行型にすることが可能です。

目尻切開は、目尻を切開して目を横方向に拡大します。切れ長の目を希望される方に向いている施術方法です。

・たれ目形成（グラマラスライン）

黒目の外側の下まぶたを下げてカーブを付けることでたれ目の印象になります。

・涙袋形成

ヒアルロン酸を注入して涙袋をふっくらさせることで立体的で大きく、魅力的な目元にすることができる施術法です。

・目の下のクマ

下まぶたがふくらみ、クマが目立っている場合、皮膚の表面を傷つけずにまぶたの裏側から脂肪を取り除きます。クマが薄くなり、見違えるような印象が得られます。たるみがひどいケースでは、皮膚を切除して脂肪も取り除きます。

・目の周りのたるみ

加齢によりたるんできたまぶたの上下の皮膚を切除して、縫い合わせます。切ることに抵抗がある場合には、目元専用の高周波治療などもあります。真皮細胞のコラーゲンの生成を促進し、シワやたるみを改善します。

・眼瞼下垂症

主に加齢により、まぶたを持ち上げる筋肉（眼瞼挙筋）が弱まり、十分に目が開かなくなる症状です。眼瞼下垂症になると額の筋肉でまぶたを上げるので、額に深いシワができてきます。頭痛や肩こりを引き起こすことも。治療（保険適用）は上まぶたの余っている皮膚を切除し、眼瞼挙筋を短縮します。

また、自由診療で皮膚を切らずにまぶたの裏側から行う手術法もあります。

図表 11　眼瞼下垂の状態と手術法

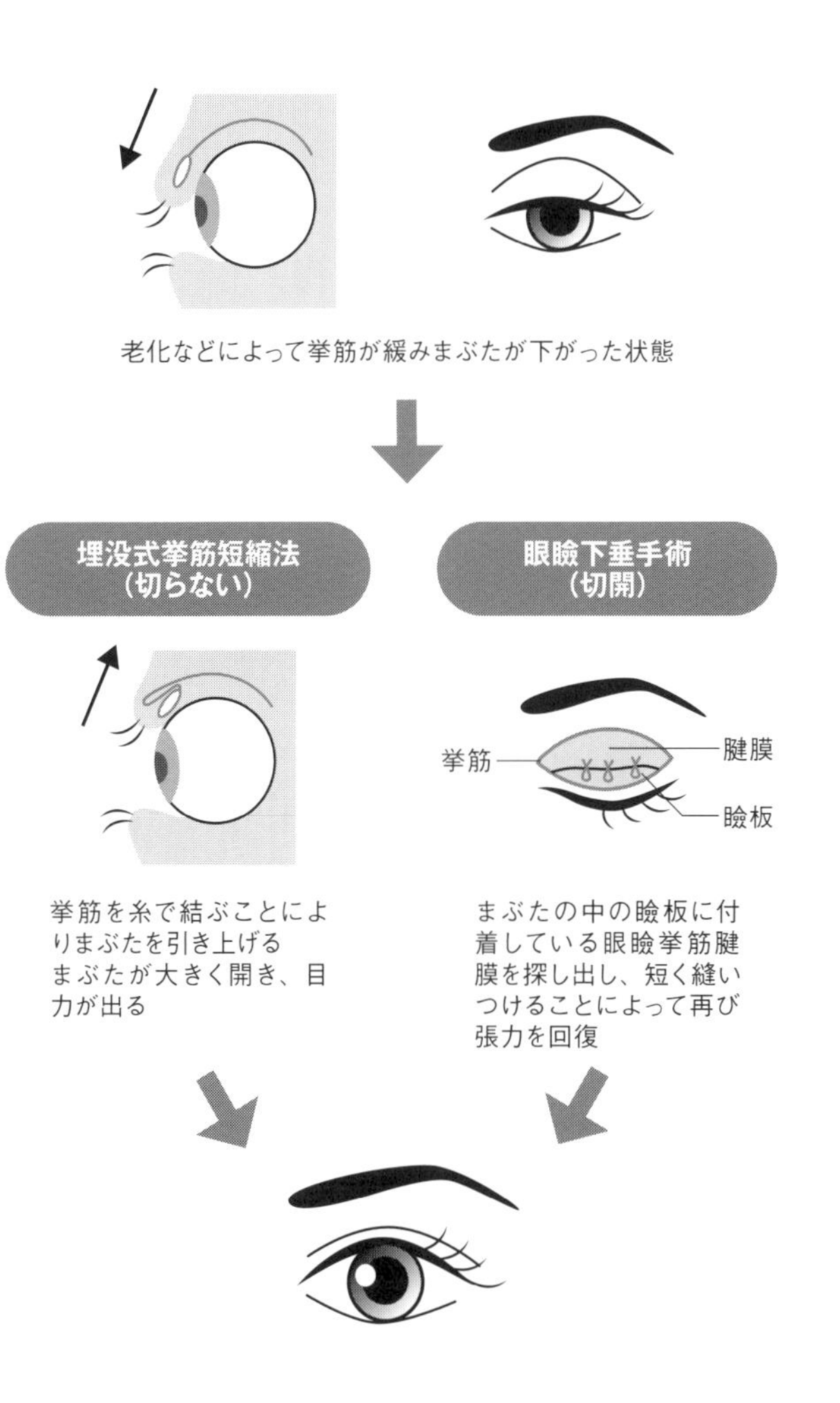
老化などによって挙筋が緩みまぶたが下がった状態
埋没式挙筋短縮法
（切らない）
眼瞼下垂手術
（切開）
挙筋
腱膜
瞼板
挙筋を糸で結ぶことによりまぶたを引き上げる
まぶたが大きく開き、目力が出る
まぶたの中の瞼板に付着している眼瞼挙筋腱膜を探し出し、短く縫いつけることによって再び張力を回復

鼻の整形

鼻筋を整え、鼻根部分を高くする方法として、以前のヒアルロン酸注入法やプロテーゼ挿入による手術に加え、吸収糸を使用する方法も登場しました。また、鼻先の団子鼻を修正する方法として、手術以外にも、余分な脂肪を減らす脂肪溶解注射なども用いられるようになりました。

唇や口周辺のアンチエイジング

口元は目の次に印象を左右すると言えます。ほうれい線やマリオネットライン、口唇上の直角方向のシワや口唇のシワ、顎のシワによって、老けた印象を与えてしまいます。シワに対してヒアルロン酸注入やベビーコラーゲン注入などが用いられます。

口周辺には、ボトックス注入、ＰＲＰ療法（１２７ページ参照）を用いたり、フラクショナルレーザーや高周波療法も複数回の治療が必要になりますが、併用するケースが多いです。

顔のリフトアップ

加齢により顔全体の皮膚がたるんできます。頬の中心から斜め下へ向かうゴルゴ線と呼ばれるへこみができ、上顎の両側にはほうれい線が、その下の口角にはマリオネットラインと呼ばれるシワも。さらに二重顎になる場合もあります。

・スレッドリフト

切開せずに円錐状のコーンや棘の付いた極細の糸を入れます。コーンがしっかり皮膚を持ち上げてリフトアップ。糸もコーンも体内に吸収されます。糸の周囲でコラーゲンの生成が行われるので、リフトアップ効果と共に肌のツヤやハリも得られます。

・フェイスリフト

たるみによって余っている皮膚を切開し、スマス（SMAS＝顔を支えている繊維状の筋膜の略称）を引き上げ、リフトアップを図る治療法で、十分な治療効果を求める方にお勧めの手術です。

図表12　スレッドリフト

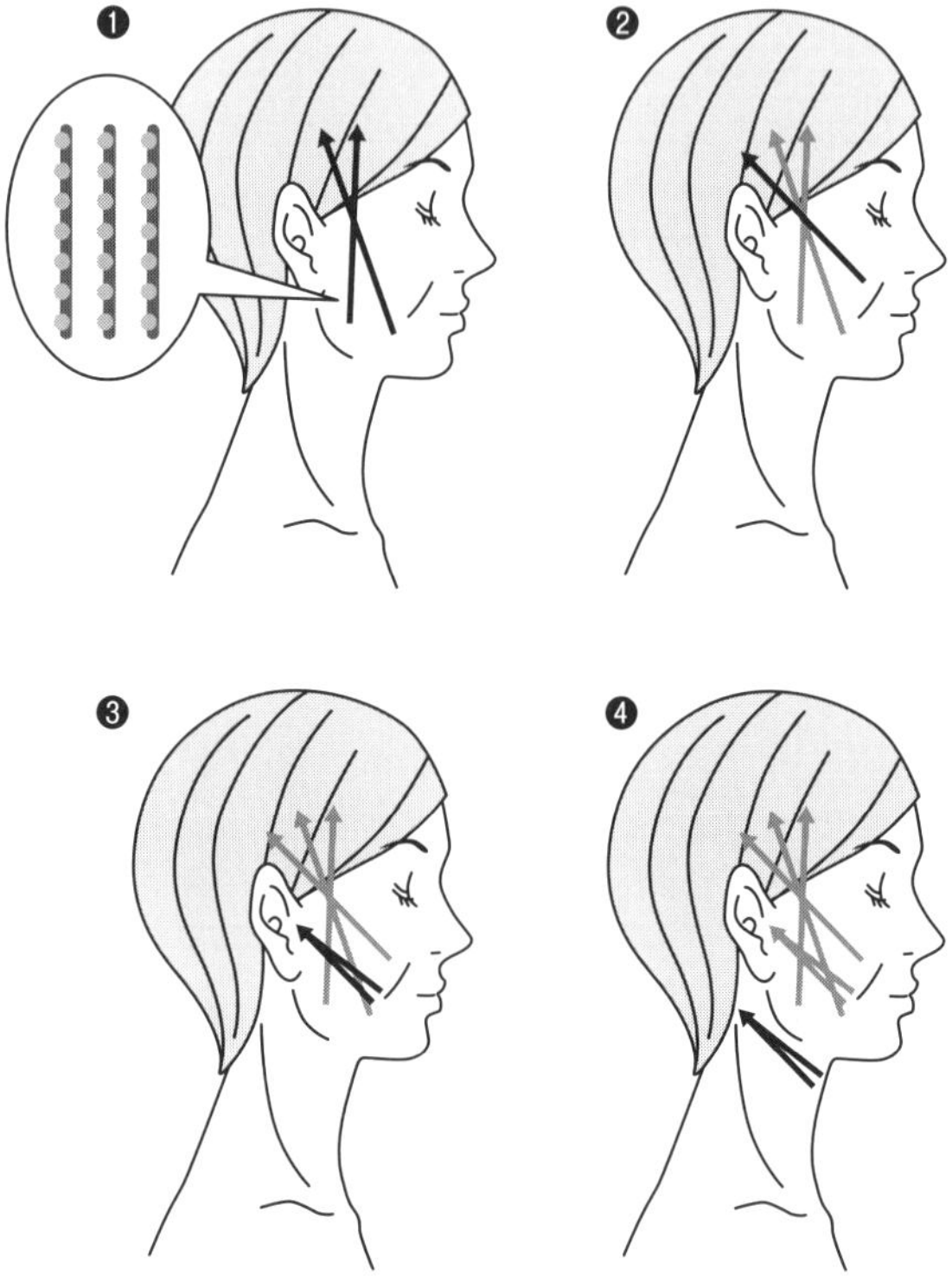

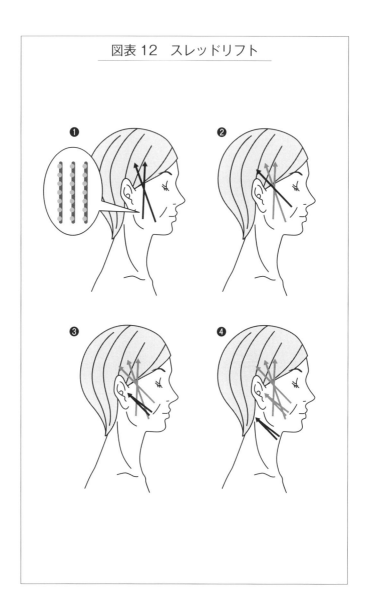

図表13　高密度焦点式超音波(HIFU)による肌の断面イメージ

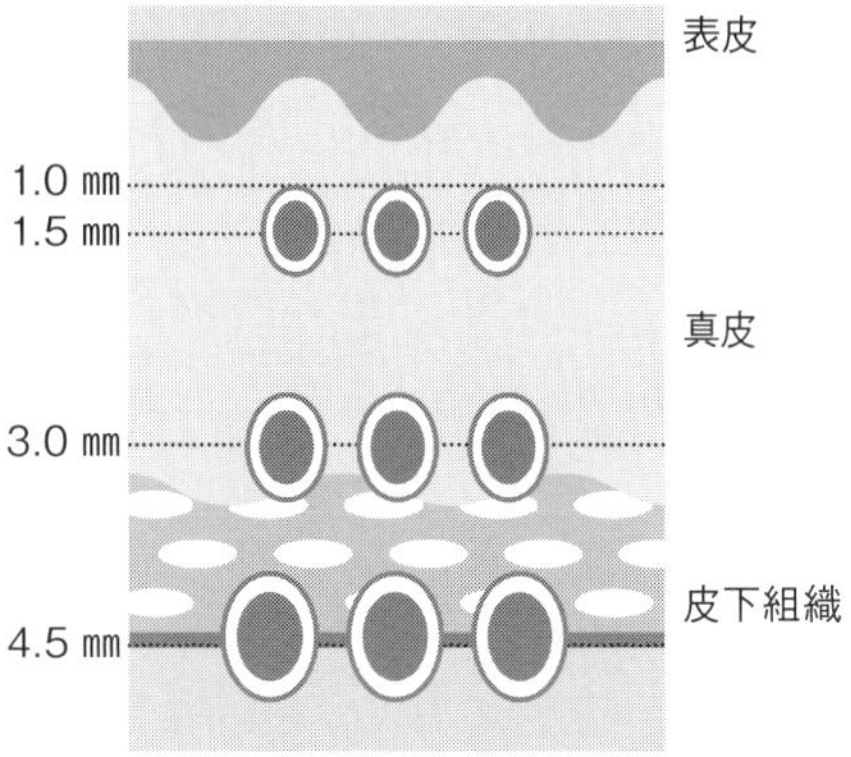

・高周波（RF）治療

ラジオ波という高周波によって、コラーゲンの生成を促し、シワやたるみを改善します。効果は周波数の高さに比例し、周波数が高いほど発生熱量が多く、より深部に届きます。シワ、たるみの改善、リフトアップ効果が期待できます。

・高周波（RF）＋局所電気刺激治療

高周波と局所電気刺激によって皮膚とスマスを引き締めて、リフトアップ効果が得られます。コラーゲンの再構築も期待でき、美肌にも役立ちます。

・高密度焦点式超音波（HIFU＝ハイフ）治療

超音波によって、皮膚と皮下組織に高密

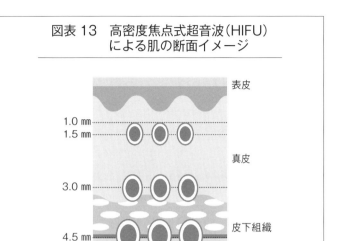

度の超音波で点状に熱凝固を生じさせて引き締め、肌本来が持っている組織の再生能力を発揮させ、リフトアップを実現します。筋膜から皮膚にかけて照射することで、それぞれの層の引き締め効果が得られます。

ニキビ

思春期に出るニキビはもちろん、大人ニキビやニキビ痕に悩んでいる方は少なくありません。市販薬など自己処理で良くならなかった場合、医療機関の施術を受ければ改善されるケースが多いです。

・ケミカルピーリング

皮膚の角質にピーリング剤を塗布して取り除きます。新陳代謝を活性化させ肌のサイクルを正常に戻すことで、ニキビ痕の色素沈着やニキビ治療・予防に効果があります。

・スキンスクライバー

超音波により洗浄水をミスト化して、通常の洗顔では落ち切らない毛穴の皮脂や化粧カ

図表 14　フラクショナルレーザーによる皮膚再生

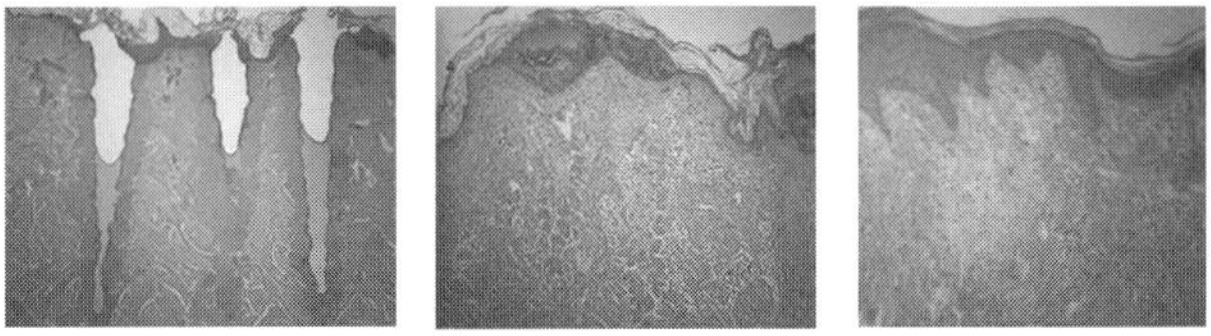

直後　　治療2日後　　治療14日後

スなどを吹き飛ばします。ニキビができやすい方に効果があります。

・IPL（光治療器）

ニキビ菌を殺菌したり、ニキビの赤みの治療やシミ治療にも用います。

・イオン導入／エレクトロポレーション／超音波導入／プラズマ

電流や超音波、プラズマの力で、抗炎症作用・美白作用のあるビタミンCやビタミンA、トラネキサム酸などを皮膚の表面から針を使わず浸透させる導入法です。

・フラクショナルレーザー

フラクショナルレーザーは皮膚に細かい穴をあけることで、肌を再生して入れ替える治療法ですが、炭酸ガスレーザーやエルビウムヤグレーザーと組み合わせたことで、真皮層の深くまで穴をあけることができ、劇的にコラーゲンが生まれて、再生効果が高まります。

ニキビ痕の凹凸や傷痕をなくすために使用します。

美肌

昔から「肌の白さは七難隠す」といわれていますが、女性には年齢に関係なく、シミやシワがなく、透き通るような肌への強い憧れがあるように思います。紫外線対策や化粧品によるスキンケアなどをしても、あまり効果が出ない場合には、美容医療によって美肌の実現を目指してもよいのではないでしょうか。

・PICO（ピコ）レーザー

PICOレーザーは、従来のシミ治療に使用するレーザーよりも照射時間が極端に短く、ピコ秒（1兆分の1秒）でレーザー照射が可能で、肌への負担が少なく、治療効果が高くなっており、シミ、肝斑、タトゥーなどの色素に対しその治療のみならず、レーザーが皮膚の真皮層を刺激することにより、肌への効果やダメージのある肌を生まれたての肌に入れ替える美肌効果も高く、総合的な美容効果の高いレーザーです。

・IPL（光治療器）

レーザーよりも波長域の広い可視光線で、シミのメラニン色素を破壊します。照射後数日で破壊されたメラニンがマイクロクラストと呼ばれる小さなかさぶたとなり、洗顔などで自然に取れていきます。

また、シミのみならず、赤ら顔や小ジワ、ニキビ治療などにも用いられる幅広い治療効果をもつ治療機器です。

・水光注射

韓国ではしっとりして内側から輝くような肌を「水光皮膚」といい、水光皮膚を保つために開発されたのが水光注射です。ヒアルロン酸やビタミンC、プラセンタ・ボトックスなどの美肌成分を、真皮や表皮に細かく注射することで、肌のくすみやシワの改善をもたらします。

・イオン導入／エレクトロポレーション／超音波導入／プラズマ

電流や超音波の力で、美肌効果のある各種ビタミンなどを皮膚の表面から針を使わずに浸透させる導入法。エレクトロポレーションや超音波導入では、さらに分子量の大きいヒアルロン酸やコラーゲン、プラセンタなどの有効成分も直接浸透させることができます。プラズマは、皮膚、血液、表皮組織に衝撃を与えず、美肌治療と薬剤の浸透率を飛躍的に高めます。シワの改善、傷跡の治療、減菌作用によるニキビ改善、シミ治療に用います。

アンチエイジング

高齢化社会でアンチエイジングは脚光を浴びているジャンルです。食事や運動などで老化予防を図るとともに、科学に基づいて体の外と中から若返っていく方法が注目されています。ここでは、特に手術や機械による治療法以外について説明します。アンチエイジングのみならず、さまざまな症状の改善も期待できます。

・栄養療法（サプリメント療法）

現代の生活習慣病のリスクが高い食生活では、糖質・タンパク質・脂質を過剰に摂取する一方で、ビタミンやミネラルの微量栄養素が不足する傾向がみられます。

栄養療法では、血液検査やオリゴスキャンという体内の有害金属、ミネラルバランスを測定する機械の測定結果をもとに体の中の栄養状態を診断し、必要なサプリメントの種類や量を決めます。また、同時に食事指導も行うことで、薬剤で症状を抑え込むのではなく、本来あるべき状態に戻す治療法です。

例えば、アトピーなどの皮膚疾患では、タンパク質、ビタミンA、ビタミンB群、亜鉛、鉄、ビタミンCが不足しているケースが多いです。脱毛症や爪の異常では、亜鉛や鉄、タンパク質などが不足しているケースが多いので、これらを処方します。

・漢方薬

更年期障害や冷え症を改善したり、免疫力を高めたり、体調をよくする治療や痩身の治療にも用います。

・ＰＲＰ療法

自分の血液を採血し、血小板が多く含まれた自己多血小板血漿（ＰＲＰ）を抽出し、患部に注入します。血小板にはさまざまな成長因子が含まれているので、血管やコラーゲンが生成され、皮膚の再生力が高まります。自分の血液なのでアレルギー反応の心配がなく、美肌の効果が長期継続することが期待できます。

・ホルモン補充療法

加齢現象の一つに体内のホルモンバランスの変化があります。女性ホルモンは、閉経後に減少し、更年期障害による症状が出現しますが、女性ホルモンを補充することで老化を先送りし、元気に過ごすことができます。

また、男性に対しても男性更年期症状（うつ、やる気の減少など）に対し、男性ホルモン補充療法が行われます。

・プラセンタ注射

プラセンタ（胎盤）から抽出した有効成分を注射します。細胞を活性化させ、肌のたるみやくすみを改善。コラーゲンの生成促進や血の巡りを良くする効果があり、ハリと潤いのある美肌づくりをサポートします。また、疲労回復や滋養強壮、痛みの改善などの効果もあります。

・**点滴療法**

ビタミンや抗酸化作用のある薬剤を点滴により全身の臓器に届け、美肌や体調の改善、疲労回復効果をもたらします。

また、自分の血液に医療用オゾンを投与し、新鮮なサラサラの血液に変えてから体内に戻す血液クレンジング療法も疲労回復や冷え症の改善、美肌目的で行われます。

・**再生医療**

人の細胞は絶えず入れ替わり続ける組織を保つために、失われた細胞を再び生み出して補充する能力を持った細胞を持っています。こうした能力を持つ細胞が「幹細胞」です。幹細胞を利用して皮膚に移植したり、点滴療法を行うことで、さまざまな臓器の若返りを期待できます。

医療レーザー脱毛

医療機関のみで行える脱毛で、毛髪を再生させる毛根部の組織を破壊するレーザーを用いることで、永久脱毛を可能にします。毛周期に合わせて5～6回、約1年で完了します。

医療アートメイク

メイクが崩れて眉毛が消えてしまったり、眉毛を左右対称に描くのが苦手など、毎日のメイクの中で眉毛に関する悩みを持っている方は少なくありません。

アートメイクは、皮膚に針を刺して色素を注入する方法で、水や汗でも色が落ちません。入れ墨は消えませんが、アートメイクは肌の新陳代謝とともに薄くなっていき、流行に合わせて眉の形や色を変えることができます。

施術ができる部位は、眉・アイライン・唇・頭皮などで、ホクロ形成も可能で、さらに人に与える印象を変えることもできます。

アートメイクによる肝炎感染や角膜障害などの問題から、日本では厚生労働省が「アートメイクは医療行為である」と、通達を出しています。

column 3

成長因子とは

成長ホルモンは人の成長に必要なホルモンとして知られていますが、成人してからも骨や筋肉の代謝、糖や脂質の代謝、皮膚の新陳代謝などに関わっています。成長ホルモンは加齢によって減少していきますが、成長ホルモンを活性化するのが成長因子です。タンパク質の一種で「増殖因子」とも呼ばれています。体の細胞の種類によって成長因子の働きが違ってきます。

美容医療ではコラーゲンやエラスチン、ヒアルロン酸などを増やし、肌のシミやくすみ、たるみ、乾燥などを防ぐために、さまざまな成長因子が使用されています。

・インスリン様成長因子（IGF）

壊れた細胞の再生を助ける作用があり、コラーゲンやエラスチン、ヒアルロン酸を増やし、肌のハリを回復します。

・線維芽細胞成長因子（FGF）

コラーゲン、エラスチン、ヒアルロン酸を生成する線維芽細胞の増殖を促進し、肌にハリや弾力を取り戻します。ＦＧＦは23種類あり、その中には毛母細胞の働きを活発にするものもあり、発毛を期待してＡＧＡ治療に使用されています。

・上皮細胞成長因子（ＥＧＦ）

表皮にある細胞の成長に関わり、肌のターンオーバーを促す成長因子です。１９８６年にＥＧＦを発見したスタンリー・コーエン博士がノーベル生理学・医学賞を受賞しています。

・トランスフォーミング成長因子（ＴＧＦ）

線維芽細胞でコラーゲンやエラスチンを生成するのに必要な成長因子です。コラーゲンやエラスチンの構造を強化し、肌に潤いを与えるとともに、抗炎症効果もあります。

column 4

医療機関とエステティックサロンでの脱毛の違い

レーザーや電気針を使用しての施術は医療行為に当たります。医療機関以外で行われた場合は、「違法」という見解が厚生労働省から出されています。

エステティックサロンで行われている光脱毛（IPL脱毛など）は、医療機関で施術する強力なレーザー治療機器と違い、パワーの弱い機器であり、脱毛ではなく剃毛処理サービスとなっています。そして、施術するエステティシャンは、経験豊富かもしれませんが国家資格者ではありません。実際に未熟なエステティシャンによる火傷などのトラブルが生じた例も報道されています。

医療機関では毛根細胞にダメージを与えられる強力なレーザー治療などによって、脱毛完了期間が短縮され、確実な効果が得られます。施術も医師や看護師という国家資格を持つ医療従事者が行うので安心です。

医療ダイエット

適正な体重を保つことは、美容のみならず健康維持にとって大切なことです。ダイエットに何度も失敗している方、他の疾患の予防のために必要な方などは、医師の指導を受けながらの医療ダイエットが確実に安全に結果を出せるのでお勧めです。

・高周波を用いた痩身

高周波によって皮下脂肪を減らします。脂肪細胞の自然死に最適な45℃を一定に保つことで皮下脂肪を減少させます。

・超音波を用いた痩身

超音波により、皮下脂肪のみを破壊し、安全にサイズダウンを図ります。

・脂肪冷却装置による痩身

特殊な装置を用いて皮下脂肪を冷却し、4℃を一定に保つことで脂肪細胞の自然死を安全に行います。

・EMS

体の中で大きな筋肉である腹部や太ももに電流を流して筋肉を動かし、収縮させて鍛えることで基礎代謝を高め、脂肪を燃焼させます。筋肉量を増やし、皮下脂肪と内臓脂肪を減らす有効な方法です。

・脂肪溶解注射

顔や体の気になる部分、たるみや二重顎、団子鼻、腹部や腰、お尻の付け根や太ももなどに、脂肪を溶かす成分を注射します。脂肪細胞そのものを溶解させて尿などと一緒に体外に排出させる治療ですので、リバウンドの心配もなく、セルライトの除去にも効果があります。

・食欲抑制剤

脳に存在する摂食中枢に働きかける薬を服用することで、食欲減退を生じさせることで食生活の改善に役立ちます。

・ダイエットサプリ

食事中の糖や脂肪の吸収を抑えることで、ダイエットをサポートします。

column ⑤

ダイエットで気にしなければいけないのは血糖値！

1日3食・間食なしがお勧め

ダイエットをする際に、注意すべきは血糖値です。食事をすると血糖値が上がり、インスリンが分泌されて糖をエネルギーに変えてくれます。ところが間食をして途中で血糖値を上げると、エネルギーに変換しきれない糖が脂肪として蓄積されてしまいます。

したがって、「1日3食・間食なし」がお勧めです。血糖値を上げやすい炭水化物を控え、甘いものがどうしても食べたい場合は、適量を食後に続けて食べてください。

加齢とともに痩せにくくなるのは基礎代謝量が落ちるからです。筋肉をつければ代謝は上がるので、太ももや腹など大きな筋肉を鍛えるのが効果的です。

単品ダイエットやサプリメントの過剰摂取は、腎臓や肝臓に負担がかかる場合があり、自己判断は危険です。医師のアドバイスを受けましょう。

・GLP-1注射

「GLP-1」はもともと体内にある食欲を抑えるホルモンで、食べる量をコントロールしています。肥満の方はGLP-1が減ってしまい、空腹感が続く原因となっています。GLP-1を投与することで、脳の摂食中枢に作用し、食欲を抑制して空腹を我慢せず、体質を変えながら無理なく体重を落とすことが可能です。

・漢方薬

内臓脂肪を減らしたり、基礎代謝量が落ちている冷え症の方には、血行をよくする漢方薬を用いたり、むくみの強い方にはむくみを改善する漢方薬を用いて体質改善を促します。

わきが、多汗症

わきがは人には言えない悩みとなっているようです。また、腋の下の汗ジミも見苦しいとみなされ、自分では対処のしようがなく困っている方が多いと思います。美容医療でそんな悩みを解決することができるでしょう。

・マイクロ（電磁）波を用いたわきが・多汗症治療

マイクロ（電磁）波を照射し、わきが・多汗症の原因であるアポクリン腺やエクリン腺を破壊し、機能を失わせます。切開することなく、手術同様の半永久的な効果が得られます。

・ワキボトックス注射

ボツリヌス菌から抽出したボツリヌストキシンを腋に注射することで、汗の分泌を促進する神経伝達物質が分泌されるのを防ぎ、汗の分泌を抑えます。3か月〜6か月程度効果が続きます。

・レーザーデオドラント

腋の皮下にある余分な汗腺をレーザーで破壊します。わきが臭を改善するのに適しています。

その他の治療

若者だけでなく、中高年の男性も外見を気にする時代になっています。特に頭髪は大きな悩みになっています。その他、いびきや喫煙など一昔前には気にする方はいませんでしたが、健康にも大きな影響を与えることがわかってきています。ぜひ、医療機関を利用して改善されることをお勧めします。

●発毛・育毛治療

・HARG療法（幹細胞抽出蛋白・成長因子注入療法）

HARGとは毛髪再生医療の略です。培養した脂肪幹細胞からタンパク質を取り出し、濾過した後に殺菌処理されたものを頭皮に注入します。3週間から1か月おきに行い、6回で1クールの治療になり、3か月から半年で増毛の成果が出ています（治療効果や治療間隔は個人差があります）。HARG療法は女性にも適用されます。

・機能性ペプチド注入療法

毛髪の再成長や頭皮の再構築のために開発されたペプチド化合物を注入し、発毛を促進します。特許を取得した7種類のペプチド化合物が配合され、毛髪の成長を促進する遺伝子やタンパク質の発現を促進し、毛髪の細胞が死滅するのを抑えます。2週間おきに治療を行います。機能性ペプチド注入療法は、女性にも適用されます。

・ノーニードル育毛セラピー

頭皮の毛根直下に、特殊なパルス電圧によって薬剤を導入。毛乳頭の血行を良くし、発毛効果があるミノキシジルに成長因子やビタミン、ミネラルが配合された薬剤で、直接頭皮に導入することで毛根が成分を吸収し、頭皮が刺激されて血行が良くなり育毛効果が現れます。この療法も女性にも適用されます。

・内服・外用薬を用いた治療

男性の場合、内服薬として、「フィナステリド」という男性ホルモンを脱毛機能がある物質に変えてしまう酵素を減少させる効果がある治療薬が主に用いられます。他にも「ミノキシジル」という毛乳頭の血行を良くする発毛剤の内服薬や外用薬があります。

女性の場合、髪の成長に欠かせないL－システインやパントテン酸、カルシウム、ビタミンBなどを含む治療薬が主に用いられます。

また、漢方薬は男女ともに用いられます。

図表15　医療レーザーによるいびき治療

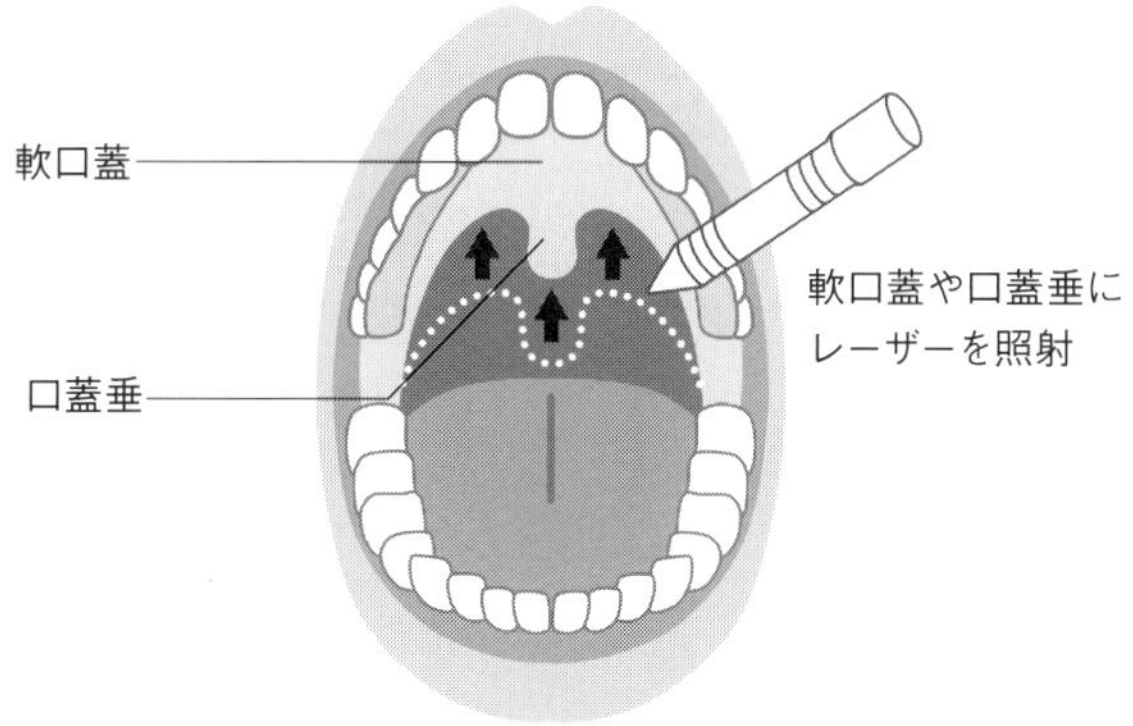

また、通常内服薬と併用するのが外用薬で、男女ともに「ミノキシジル」という、毛乳頭の血行をよくする育毛剤が主に使用されます。他にも様々な育毛薬がありますが、最近は「成長因子」を含有する育毛薬も多く用いられます。

●いびき治療

・医療レーザーを用いたいびき治療

口の中の軟口蓋や口蓋垂にレーザーを照射して、緩んだ組織を引き締めることで気道を確保。いびきや睡眠時無呼吸を防ぎます。

●禁煙外来

ニコチン依存症と診断されれば、保険診療で受診できます。一酸化炭素濃度を測定し、禁煙補助薬を使いながら12週5回の診療を行います。

・経口禁煙補助薬

日本で初めてのニコチンを含まない経口補助薬バレニクリンを使用します。従来は喫煙に代わりニコチン製剤によってニコチンを補充することで、離脱症状を緩和して依存症から抜け出す方法でしたが、バレニクリンはニコチン受容体に作用して、喫煙による満足感を抑え、離脱症状やタバコへの切望感を軽減し、禁煙に導きます。

第4章

上手なドクターの選び方

ＣＭやホームページを見ても、どこの美容クリニックが良いのかわかりません

皆さんが美容医療に興味を持ったとして、どこの美容クリニックに行けばいいのか迷われてしまうのではないでしょうか。私も自分が歯医者に行こうとすると、どの歯科医院を選べばよいのか迷いに迷ってしまいます。

ＣＭやホームページを見ても、専門の業者が依頼されて作成しているので、内容が充実しているように感じますが、本当のところはどうなのかはわかりません。

美容医療の世界では、患者さんのニーズが20年前とは大きく違ってきています。昔は、現在のような高性能のレーザー治療機器はありませんでした。したがって、切開して縫合したり、シリコンや軟骨を入れたり取ったり、あるいは脂肪吸引するなど、大掛かりな外科手術がメインでした。

しかし、今は患者さんのニーズに合うできるだけ腫れや痛みが少なく、ダウンタイムも

少なくて社会復帰が早くできる施術になっています。美容医療によって劇的に変わるというよりも、人に気付かれない程度の変化を求める方が多くなっています。

その結果、大掛かりな外科手術にあまりニーズがなくなりました。それまで美容外科で腕をふるっていた医師も、レーザー照射のような美容皮膚科の領域をメインにせざるを得なくなったのです。

現在、流行しているのは、顔に微細な糸を入れてリフトアップさせるスレッドリフトという施術です。局所麻酔の注射後、極細の針を皮下に刺して糸を入れ、針を抜くだけです。ほぼ手術経験のない皮膚科の医師でも少しのトレーニングで簡単にできます。現在では、多くの美容クリニックの主なメニューになっています。

そして、「肌は内臓を映す鏡」といわれるように、美肌治療として体の内側の健康を整える血液クレンジング療法や点滴療法、栄養療法（サプリメント療法）など、内科的治療も美容クリニックで行われるようになってきました。

このように、昔に比べて高い技術力が必要な施術が少なくなり、レーザー治療やスレッドリフト、点滴療法など、美容クリニックのメニューはどこも似たり寄ったりになってきています。ホームページを見ても何が専門なのかわかりづらく、どの程度の技術力を持った医師なのかも判断がつきません。

結局、家族や友人など周囲の方々の口コミが、第一段階での確実な情報源となるでしょう。幸いなことに、20年前と比べれば美容医療を受けることが「人には言えない恥ずかしいこと」という風潮はなくなってきています。気軽に「レーザーでシミやホクロを取った」「ヒアルロン酸で若返った」と言えるような環境になっていますので、実際に施術してもらってどうだったかを聞くのが最初のステップになるでしょう。

良いクリニックかどうかはカウンセリングで見分けてください

周囲の人に聞いた評判が良かったとしても、うのみにすることはできません。やはり、実際にクリニックに足を運んでカウンセリングを受けて、最終的に自分で判断すべきです。

カウンセリングで「あまり説明してくれないクリニックだ」と感じたら、やめたほうが無難です。歯科医院でもほとんど説明なしに「抜いとくね」と、いきなり麻酔をかけられて抜歯されてしまったという話を聞きます。

美容医療をやっている人間としては、信じられないことです。歯を抜いてしまったら元に戻せないのに、ろくな説明もなく施術されてしまうというのは、患者さんにとって恐怖以外の何物でもないでしょう。

私のクリニックに来られた患者さんで、他のクリニックでアクアミドを注入されて顔がパンパンに腫れている60代の女性がいました。アクアミドというのは半永久的に体内に残る化学物質です。体内に吸収されないので1回の施術で済み、費用負担が少ないことで一時期人気になった方法です。

しかし、注入箇所や注入量が適切でない場合、凸凹ができてしまい、ヒアルロン酸のように溶けるものではないので、切開や吸引して除去するしかありません。

その患者さんによると、「アクアミドでほうれい線やほかのシワをなくしましょう」と言われ、詳しい説明もないまま施術になり、望んでいた結果と違うと抗議すると「もっと入れれば良くなる」と、また注入されたそうです。「もう、こんな顔はイヤです」と私のクリニックに駆け込まれてきました。

結局、できるだけ傷が目立たないように注入されたアクアミドを吸引し、パンパンだった顔が改善して、感謝されたことがあります。

クリニックのスタッフや医師が全部仕切って、「ここは、この施術をします。いいですね。契約してください」というように一方的に決められてしまう場合は要注意です。自分で決めた、自分が選んだという実感がもてないクリニックは、避けたほうがよいでしょう。

具体的には、カウンセリングで医師やカウンセラーが次の5点を行っているかどうかチェックしてください。

①患者さんの話をよく聞いてくれているか
②複数の選択肢を提示し、施術内容を詳しく説明してくれるか
③料金を明確に提示してくれるか
④選択肢の中から患者自身に選ばせてくれるか
⑤治療計画を説明してくれるか

カウンセリングに時間をかけて、話をきちんと聞いてくれるかどうか、施術内容について詳しく説明してくれるかどうかは、良いクリニックかどうか見分ける最大のポイントだと思います。

複数の選択肢や治療計画を提示してくれることも重要です

二重にする施術は埋没法と切開法があります。

どちらにしても腫れてしまうのですが、ダウンタイムの期間が違います。クマを改善する場合、ヒアルロン酸を注入する施術や手術があります。手術は、術後に腫れや内出血（打撲の後に出る皮下の青あざのこと。一時的なもので約2～3週間で消える）が必ず出ます。

それぞれのメリットとデメリットを説明してくれ、選択させてくれる医師ならば安心ではないでしょうか。また、私の場合は治療計画もお話しするようにしています。

「最近、特にまぶたがたるんできているのが気になる」という患者さんの場合、たるんだ皮膚を切除したり、二重にすることでたるみが解消されたように見えるという提案をします。

手術をすること自体に抵抗がある場合は、肌のコラーゲンを生成する線維芽細胞を刺激する高周波やレーザーによる治療を行うことから始めることをお勧めします。

しかし、まぶたの皮膚のみが老化しているわけではありません。顔全体の皮膚の老化が進行しているわけですから、まぶたの治療だけでは根本的な解決にはなりません。

まぶたの治療と同時に顔全体のたるみを改善するための方法として、高周波治療やレーザー治療、ＨＩＦＵ（ハイフ）と呼ばれる超音波治療などの必要性についても説明し、段階的に治療を受けられることをお勧めしています。

例えば、「小顔になりたい」という患者さんの場合で、加齢により頬の脂肪が下垂し、顔の下部分がふくらんで四角い顔になっているケースでは、下垂してきた脂肪を溶かす脂肪溶解注射を複数回行い、頬やこめかみ、顎先にはヒアルロン酸を注入して逆三角形の輪郭形成を行い、視覚的にリフトアップしたような効果が得られる方法を提案。そして、最終的には糸を入れてリフトアップさせるスレッドリフトまではやることをお勧めし、期間やコストについても説明します。

最終ゴールを提示し、そこに至る治療計画を最初にお話しすることは、患者さんにとって「後から後からいろいろな施術を勧められる」「いつまでに終わるのだろう」といった不安をなくすことになるのではないでしょうか。

自分で気付いていないことを指摘して、詳しく説明してくれる医師を選んでください

来院される患者さんの中には、「お顔のリフトアップをするレーザー照射を受けたい」と、ホームページのメニューを見て施術法を指定する方もいます。ダウンタイムや施術料金などを考えてのことでしょう。

しかし、患者さんが1回の治療でどのレベルの効果を望まれるかにもよりますが、私たち医師からするとダウンタイムはありますが、糸を入れるスレッドリフトのほうが効果的な場合があります。レーザー照射をしても、1回ではあまり効果が得られないのに、患者さん本人はそれがいいと思い込んでいるのです。

そんな患者さんには、クリニックの利益を得るためではなく、患者さん本人にとって良い結果が得られるからだということを丁寧に説明します。つまり、患者さんが気付いていないことを専門家として適切にアドバイスしているかどうか、ということも大切なチェッ

図表16　患者さんにとって良い結果が得られる施術とは

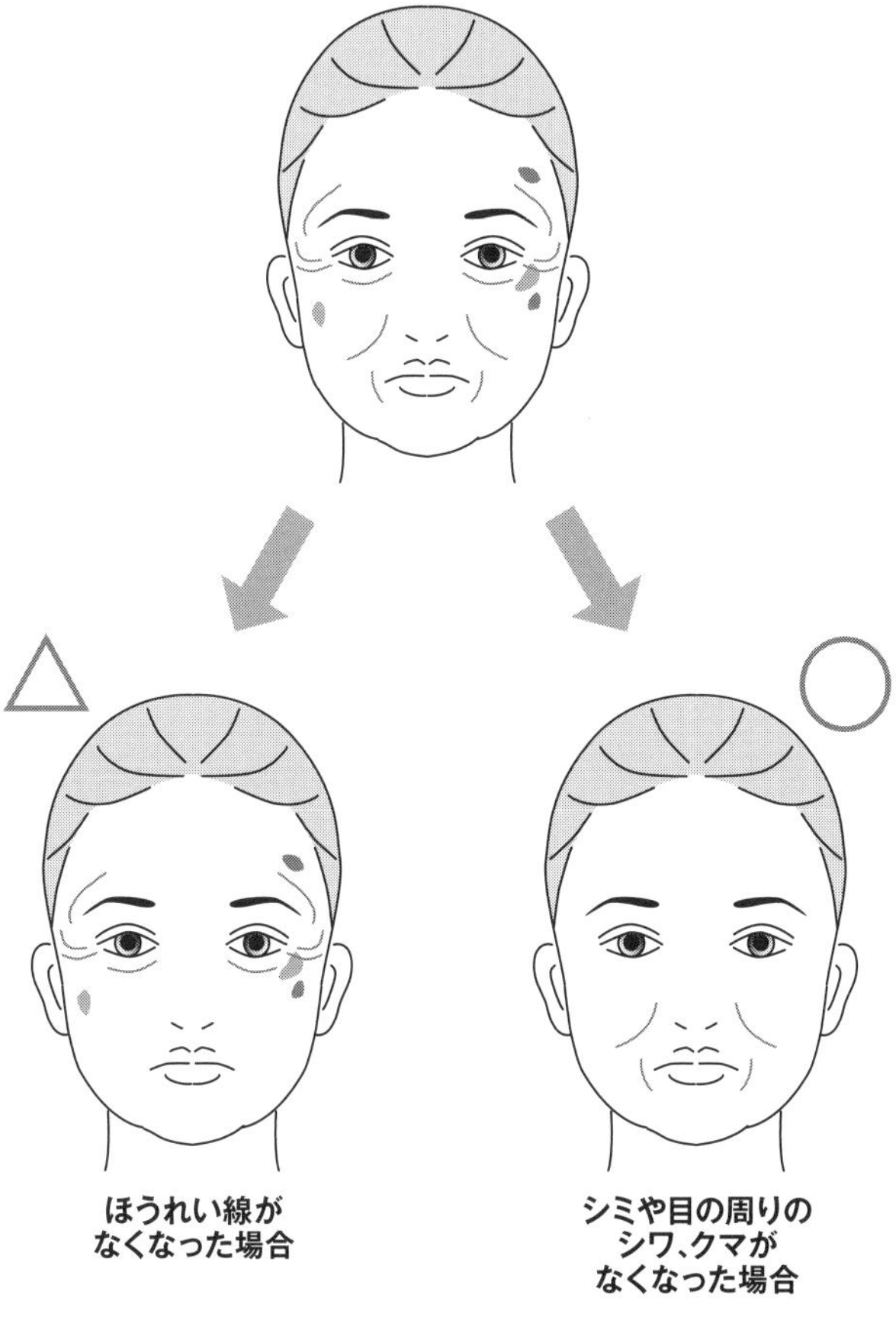

クポイントになるでしょう。

一例を挙げると、患者さんが「ほうれい線が気になるんです。このシワが……」と訴えるのですが、客観的に見てほうれい線よりも大きなシミや目の周りのシワ、クマを取ったほうがお顔全体の印象が若返るという場合がありました。患者さん本人はその部分については気にならないようですが、シミや目の周りのシワ、クマを取ることを優先したほうがよいのではとアドバイスし、了解を得て施術したところ「本当にやって良かった」と喜ばれました。

初診時に即日手術を勧めるクリニックは危険です

カウンセリングの予約で初めて行ってカウンセリングを受け、「すぐやりましょう」とその日のうちに手術を強引に勧められたらキッパリと断ってください。「いったん考えたいので、料金表やパンフレットだけください」と言って、帰りましょう。

当院に来院された患者さんで、たまたま年末に行ったら「今日しか時間がないから」と押し切られ、初めて行った日に目の周囲のたるみ取りの皮膚を切除する手術をされてしまったという方がいました。施術結果も散々で「こんなひどいことになって」と訴えても、話を聞くどころか「もう帰れ！　営業妨害で警察を呼ぶぞ」と怒鳴って追い返されたそうです。典型的な悪徳美容整形医だったのでしょう。

初診時に即日手術を勧められ、断りにくい雰囲気であったとしても、説明に納得いかない場合は勇気を持って断りましょう。そのクリニックに行ってしまったことは不運ですが、自分で身を守る方法を事前に知っておけばリスクヘッジになると思います。

column 6

美容医療でクーリング・オフが可能なケースも

2017年12月に特定商取引に関する法律等の改正が行われました。次の要件を満たしていれば、美容医療でもクーリング・オフや中途解約が可能です。

ただし、対象となるのは継続的な契約についてなので、即日施術は対象にはなりません。

【美容医療の提供期間】 1か月を超えるもの

【金額】 5万円を超えるもの

【施術内容】

・脱毛　光照射、または針を通じて電気を流す方法

・にきび、シミ、そばかす、ほくろ、入れ墨その他皮膚に付着しているものの除去。または皮膚の活性化のための光もしくは音波の照射、薬剤の使用、機器を用いた刺激による方法

・皮膚のシワ、またはたるみの症状の軽減。薬剤の使用、糸の挿入による方法
・脂肪の減少　光もしくは音波の照射、薬剤の使用または機器を用いた刺激による方法
・歯牙の漂白　歯牙の漂白剤の塗布による方法

【主な規制】

概要書面・契約書面の交付、迷惑勧誘等の禁止、不実告知、故意の事実不告知、脅迫・困惑行為の禁止、誇大広告等の禁止など。


【解約ルール】

クーリング・オフ、中途解約、不実告知や故意の事実不告知により誤認して契約した場合の取り消しなど。

クーリング・オフができるのは、契約書を受け取ってから8日間です。契約を強要された場合など、早めに消費生活センターなどに相談しましょう。

慎重な医師は、信頼できると思います

初診時に即日手術するのを勧める医師と同様に、一度に何種類もの過剰な施術を受けさせようとする医師も危険です。

例えば、シワをなくそうとする場合、部位にもよりますが同じ部位にヒアルロン酸注入もボトックス注射も同時に行おうとする医師は避けたほうがよいでしょう。

ボトックス注射は、筋弛緩作用のあるボツリヌス毒素が微量含まれる薬剤を緊張している筋肉に注入することで、筋肉がリラックスしてシワの改善効果が得られます。

しかし、ヒアルロン酸の注入を同部位に同日に行えば、ボトックスの薬剤と混じってしまう可能性がまったくないとは言い切れません。想定外の場所にボトックスの筋弛緩作用が効いてしまうと大変なことになります。

ですので、ヒアルロン酸注入後、経過を見て数週間後にボトックス注射を行うか、逆にボトックスの効果が十分に出てからヒアルロン酸の注入を行うなど、分けて施術を行う配

慮が必要です。同時に行おうとするのは、効率だけを求めていて、患者さんのリスクヘッジをあまり考えていない可能性が高いのではないでしょうか。

治療計画を提示してくれるかどうかが重要だと前述しましたが、通常は最初の施術での皮膚の赤みや腫れがひいてからレーザー治療を始める、もしくはレーザー治療を先に始めるなど、ダウンタイムを考えて計画を立てます。治療による反応や効果が不明な最初の段階で、同じ部位に何種類もの施術を過剰に受けさせようとするのは、医師として慎重さに欠けると思います。

スタッフや他の患者さんの雰囲気を見てみましょう

当院では美容に関心のない人は雇っていません。したがって、スタッフ全員が当院の施術を受けていますので、スタッフを見ていただければ、一番良い見本になると思っています。

美容医療をやっているのに、そこで働く医師やスタッフの肌がシミやシワだらけでボロボロだったり、メイクもおざなりで髪を振り乱していたりしたら、まったく説得力がないのではないでしょうか。

例えば、禁煙外来の医師がタバコ臭かったり、肥満外来の医師が太っていたりしたら、患者さんは信頼を置かないでしょう。それと同じことだと思います。

そして、スタッフが常識的に感じよく対応しているのかも、チェックしてみてください。今でも保険証をポンと投げて返してくるような受付スタッフがいるクリニックもあります。そういうスタッフが多ければ、職場環境に問題があり、クリニックの運営がうまくいっていない可能性が高いでしょう。電話対応の仕方でも、ある程度のことはわかるでしょう。

また、スタッフの人数が揃っているのは、安心材料の一つになるかもしれません。経営がうまくいっていなければ、多くのスタッフを雇うことはできないからです。医師と受付だけ、あるいは医師と看護師で受付がないというようなクリニックは避けたほうがよいかもしれません。

そして、スタッフ以外にそのクリニックに来ている他の患者さんの様子も観察してみましょう。どんな雰囲気の患者さんが来ているのかは、重要なポイントではないかと思います。

患者さんの雰囲気を見て、常識的でまっとうな感じの方が多ければ、そのクリニックもまともなケースがほとんどです。

なぜなら、そのクリニックの雰囲気に合った患者さんが結果的にリピーターになるという原則があるからです。

いろいろな方法で慎重に見極めましょう

どの美容クリニックが良いのか？　確実なのはやはり、実際に行ってみることです。昔に比べれば敷居が低くなったとはいえ、美容クリニックに1人で行くのは心細いかもしれません。初めて行く場合は、友人と一緒に行くというのもアリだと思います。

通常なら、患者さんのそんな気持ちを理解していますので、邪険にはしないはずですし、仮にたまたま行ってみたそのクリニックが悪徳美容整形医だったとしても、2人ならばアウェイの雰囲気で押し切られるのを防ぐことができるでしょう。

一般診療も美容診療も行っているようなクリニックなら、皮膚科や健康診断、予防接種などで受診してみましょう。医師やスタッフとの相性を確認すれば、間違いありません。

一般診療をやっていなくても、点滴療法など料金が安く、気軽に受けることができる施術を最初にやってみて判断するのもよいですし、化粧品の相談などで受診するのもよいでしょう。クリニック選びは慎重にするにこしたことはありません。

海外で美容医療を受ける時は、アフターケアのことも確認してください

一時期、韓国に美容医療を受けに行くツアーが流行しました。韓国のほうが日本よりも低価格だったからです。

しかし、韓国での美容医療へのニーズは劇的な変化にあります。鼻をやや過剰と思われるくらい高くしたり、二重の幅も大きく取ったり、リフトアップも過剰なくらい行うのです。

日本では施術後の変化が過剰にならないようにするケースが多いのですが、韓国ではそのような配慮はあまりないようです。

帰国してから「こんなに変えようとは思っていなかったのに」と後悔しても、国内のように簡単に施術したクリニックに行けません。

最悪なケースでは手術だけして、「抜糸は勝手に日本のクリニックでやってください」

ということもあります。通常、手術をして1週間後くらいに傷に問題ないことを確認してから抜糸します。当然、手術したクリニックでやります。ところが、抜糸までやらず、紹介状も出さず「あとは勝手に」という態度なのです。

私が開業した当時、韓国への美容ツアーから戻ってきて「抜糸だけお願いします」という方がけっこう来られました。しかし、自分が手術をしていないのに、術後のケアなど責任が持てないのでお断りしました。

今では韓国との価格差がそれほどなくなり、以前より美容ツアーは少なくなったようですが、やはり術後のことも確認してからのほうがよいでしょう。

第5章

「人生100年時代」の
美容・アンチエイジング
医療とは

実家の医院を継ぐつもりで、さまざまな診療科を経験しました

私が医大を卒業した当時は、大学の医局に進んでから大学病院や関連病院に就職するのが一般的でした。

しかし、研修医の待遇向上や専門に偏らずに患者さんの全身を診ることができるようにするため、２００４年からスーパーローテート制度が導入されました。２年間の研修期間に内科や外科、麻酔・救急科、小児科など幅広い科を回って研修を受けることが義務付けられたのです。

私はスーパーローテート制度発足前でしたが、さまざまな診療科を経験したいと思い、自分の意志で医局には入らず総合病院へ研修に行きました。研修先の病院では内科や外科、小児科、麻酔・救急科、産婦人科、整形外科、皮膚科、形成外科、精神科を回りました。

スーパーローテートを志望したのは、私の父が医院を経営して地域医療に従事してい

て、実家を継ぐことが頭の隅にあり、内科や整形外科を中心に幅広く勉強したいと考えたからです。

そして、研修期間を終えた後には、心身障がい者施設や老人病院、整形外科病院、救急病院、透析センターなどで勤務し、東洋医学研究所や大学の研究室に出入りさせていただく機会にも恵まれ、さまざまな医療の世界に触れる貴重な経験をさせていただきました。

東洋医学の勉強をしたのは父の影響です。父は内科の医師ですが東洋医学を学び、本格的な漢方や鍼灸治療も行っていました。診療所には百味箪笥《ひゃくみだんす》があり、漢方薬を生薬から調合していた父の姿を思い出します。

美を創造する感性と技術が必要な美容医療の世界へ

2000年に介護保険制度が発足し、高齢者が入院する医療機関にも医師や理学療法士、看護師の人数などが規定されるようになりました。しかし、制度と実情が合わずに、介護保険法や医療法がたびたび改正されています。

また、高齢化社会で医療財政が膨らむ一方のため、保険診療の点数が低く抑えられるようになってきました。保険診療の個人経営の医院で、外来診療中心の高齢者医療に取り組むのは厳しい時代になってきていると感じました。

そして、研修後に勤務した障がい者施設は社会福祉法人で、一流大学を退官された高名な医学部の元教授も働かれていました。しかし、高齢なので亡くなられる先生も多く、その様子を間近で見て、どんな人間も人生は一度きりの限りあるもので、時間は有限なのだから、自分が今、本当にやりたいことをやらなければいけない、と感じるようになったのです。

私は幼少期よりアートに大変関心があり、趣味で絵を描いたり、ロゴマークの制作や建築物、内装、家具などのデザインを日常的に行っており、とにかく創造的な人生を送りたいと常日頃から考えて生きてきました。

美容医療に携わる医師は、手術などの技術と共に「美しさ」をイメージできる感性がなければいけません。アートを医療に生かす道は美容医療だと判断し、思い切って美容医療の世界に飛び込みました。もともと美容医療に興味はあったので、レーザーの講習会などには参加していたのですが、しっかりと勉強するために大手美容クリニックに入職しました。それまで築いてきた勤務先との信頼関係を断っての、背水の陣だったのです。

当時、ホリエモンこと堀江貴文氏が世の中に出てきたことにも影響を受けました。私と近い年代で球団買収など思い切ったことをやり、世の中を変えようとしていることに心を打たれたのです。私も独立起業で開業しようという気持ちになりました。

大学の医局に所属し、一つの科で経験を積んでから開業する人生もあったでしょう。

しかし、そのような道を歩まずに、さまざまな経験をしたおかげで、美容医療の在り方について深く考えることができました。

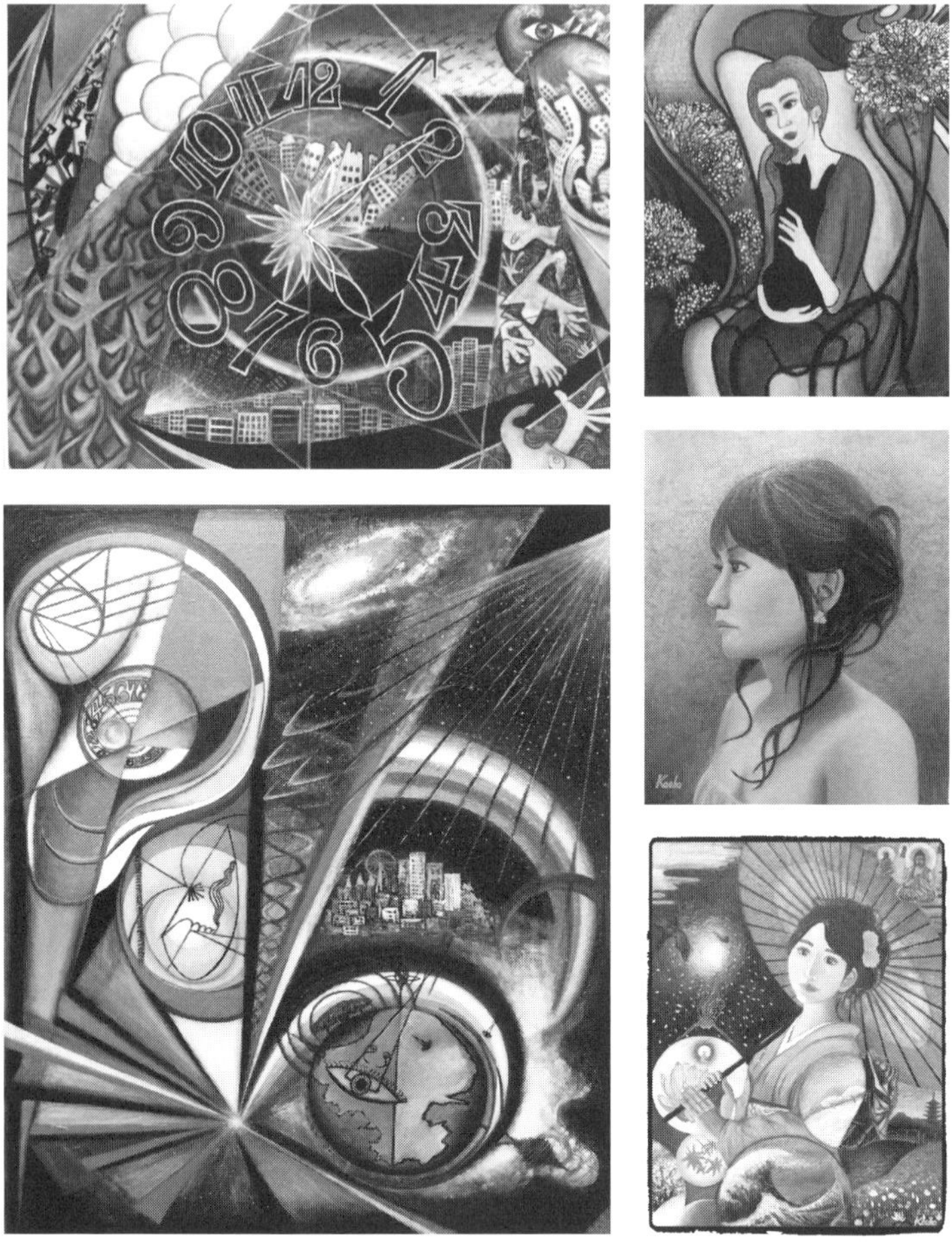

これまでに描いた絵画作品の一部です。「黒猫を抱く青い目の女性」(右上)、「人物画2015」(右中)、「繋ぐもの(TSUNAGUMONO)」(右下)、第44回こうべ市民美術展に入選した「THE UNIVERSE」(左上)、第42回こうべ市民美術展入選「SPACE-TIME SYMPHONY」(左下)。

救急医療で蘇生を試みたり、がんの患者さんやそのご家族に余命宣告をしなければならなかったり、患者さんのご臨終に立ち会ったり……。人間の生と死、命について考える機会がたくさんあったことで、医療人としての考え方、患者さんへの接し方のベースが築かれたのだと思います。

私は外見を良くすることが目的の美容医療であっても、医師が医療として行う意味があるのではないかと考えています。健康に命をまっとうするために、生きがいをもたらす美容医療は役立つのではないかと思っています。

そして、２００９年に兵庫県西宮市でクリニックを開院しました。美容医療をメインにしつつ、地域医療に携わっていきたいと考え、一般内科や皮膚科、外科、形成外科、漢方内科も併設しました。

日本の美容医療は手探り状態で始まったため、正式な医療と認められるまで時間がかかりました

今後の美容医療の在り方を考えていくうえで、それまでの美容医療の歴史を振り返ってみたいと思います。

現代の美容医療の歴史は、第一次世界大戦の負傷兵の治療から始まります。顔面に傷を受けた負傷兵の再建手術が行われたのです。そこから形成外科という医療ジャンルが確立していきました。そして、第一次世界大戦後のアメリカで形成外科の技術を用いた美容外科が注目を集め、定着していったのです。

日本でも第一次世界大戦後にヨーロッパから形成外科の技術が伝えられ、美容外科の種がまかれました。この国で美容外科が発展してきたのは、第二次世界大戦の後のことです。

しかし、初期の美容外科は手探り状態であったため、安全性の確立が不十分でした。パ

ラフィン製剤を使った豊胸手術による後遺症などが社会問題になったこともあります。

そういった事情から、日本で美容外科が正式な医療行為と認められるのには時間がかかりました。そして、１９７８年に正式に病院の診療科目と認定されました。

当時は高度成長時代を経て経済的に豊かで成熟した社会へと発展し、美容外科へのニーズが高まっていった時期でした。華やかな広告がマスコミに登場し、女性の関心を集めました。全国にチェーン展開するクリニックも現れました。２０００年初頭にはダウンタイムの少ない美容皮膚科を中心にした美容医療ブームが起き、その流れは現在も続いています。

底辺が拡大した日本の美容医療は、高齢化社会を迎えて今後は男女に関わらず高齢者のニーズが増えていくのではないでしょうか。

高齢化社会において健康寿命を延ばすために、美容・アンチエイジング医療の必要性が増してくるでしょう

日本は急速に少子高齢化社会となっています。65歳以上の高齢者人口は約3400万人で、総人口の26・7%を占めています（2015年10月1日現在）。高齢者人口は2042年まで増え続ける見込みです。2042年以降も出生数の減少により高齢化率は進み、2060年には高齢者人口の占める割合は約40%となり、国民2・5人に1人が高齢者という社会になると推計されています（国立社会保障・人口問題研究所「日本の将来推計人口」）。

そして、100歳以上の人口を見ると、2008年に3万6276人だったのが、10年後の2018年（9月15日現在）には約2倍の6万9785人に増えています。国連の推計によれば、2050年までに日本の100歳以上の人口は100万人を突破すると見込まれています。「人生100年時代」がすぐそこに来ていることは間違いありません。

図表 17　日本の将来推計人口

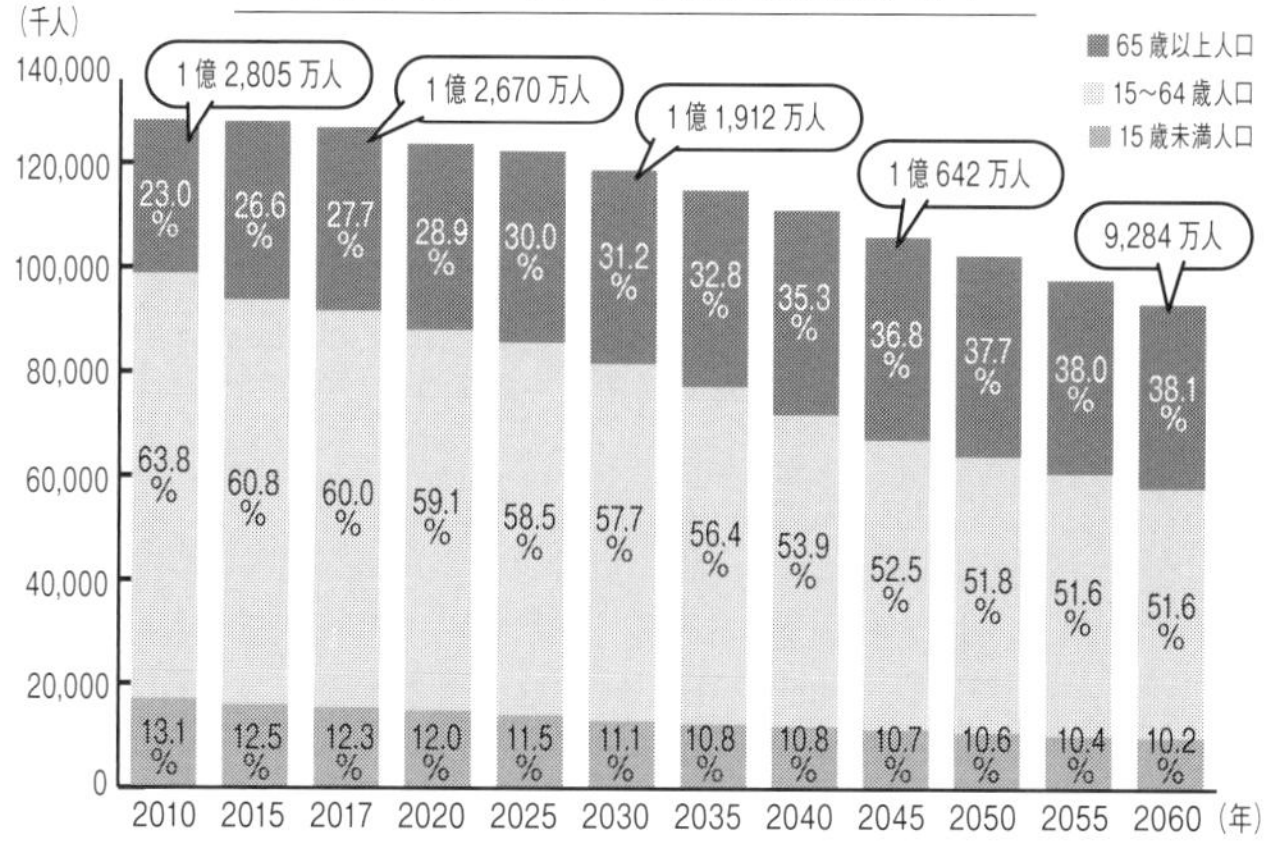

出典：総務省統計局「人口推計」（平成 29 年）、国立社会保障・人口問題研究所
「日本の将来推計人口」（平成 29 年推計）をもとに作成

このような長寿社会では、ライフスタイルに大きな変革がもたらされるでしょう。

従来は高校や大学まで教育を受け、卒業と同時に就職して社会人となり、60～65歳の定年まで働き、引退後の老後生活を送るという一定のパターンがありました。しかし、少子高齢化の「人生１００年時代」では、就労人口の減少や年金財政の収支悪化に伴い引退年齢を引き上げざるを得なくなります。

実際、日本では労働人口総数に占める65歳以上の高齢者の割合は１１・８％で、65～69歳が４５０万人、70歳以上が３３６万人います（厚生労働省「平成29年版高齢社会白書」)。

高齢者の急増と現役世代の急減という人口構造の変化に対して、医療・介護の観点から政府も対策を進めてきました。団塊世代が75歳以上となる2025年には、医療・介護のニーズが大幅に増え、社会保障費が大きく膨らむことを想定。70〜74歳の患者の医療保険の負担を1割から2割に引き上げ、消費税率10％への引き上げを決めたのです。

しかし、高齢化が進む2040年には65歳以上の高齢者の割合が36％となり、高齢者に医療・介護を提供する労働人口が足りなくなるという事態が予想されます。厚生労働省は2018年に「2040年を展望した社会保障・働き方改革本部」を設置。「多様な就労・社会参加」「健康寿命の延伸」「医療・福祉サービス改革」の3つの政策を打ち出しています。

「健康寿命の延伸」では、元気な高齢者が増えることで医療や介護のニーズを減らすことを目指しています。

「多様な就労・社会参加」「医療・福祉サービス改革」では、働く意欲のある元気な高齢者を活用することで、医療・介護を提供する労働人口を増やそうという指針が示されています。例えば、介護施設では元気な高齢者が介護助手として働くことで、介護専門職の負担を減らし、少人数で介護の質を上げることにつなげていこうとしています。この試みは既に全国で実践されています。元気な高齢者が介護助手として風呂掃除やベッドメイク、洗濯、食器の洗浄、食事の配下膳、ゴミの回収などを担当。周辺業務の負担が少なくなり、介護職員の離職率が下がっているそうです。

経済産業省も元気な高齢者を増やす企業活動を支援する「健康長寿延伸産業創出推進事業」制度を設けています。高齢化が進んでいる北九州市のあるドラッグストアでは、この制度を利用して要介護になりそうな高齢者を対象に、体操や漢字テストなどのプリント学習を行う健康長寿講座を開き、自店が高齢者の健康維持の拠点となるように取り組んでいく戦略だそうです。

北海道札幌市では、地域のスーパーに健康ステーションを配置。運動講座が開かれ、高齢者の運動習慣化が進んでいるそうです。

行政だけでなく、医療機関にも新しい動きが出ています。石川県のある医療法人では、患者さんが退院後も住み慣れた地域で暮らせるよう、部屋の片付けや庭の手入れなどを行う生活支援サービス業者とフランチャイズ契約を結んで、患者さんの相談に応じられるようにしたそうです。

このように、高齢化社会において健康寿命を延ばすことが最重要視されている、と言っても過言ではありません。そのために美容医療は大きな役割を担っていると思います。健康寿命と若々しい外見はリンクしているのではないでしょうか。

私が子どもの頃の70代と、現在の70代ではまったくイメージが違います。昔より若々しい外見を保っている方が多いのです。

ちなみに、漫画『サザエさん』は1947年に連載がスタートしましたが、お父さんの波平さんは54歳、お母さんのフネさんは48歳の設定です。波平さんやフネさんの外見は、現在なら80代のものでしょう。

同じく漫画の『ちびまる子ちゃん』は1987年に連載がスタート、まる子の祖父・友蔵さんは76歳の設定です。30年前の70代のイメージといえるでしょう。現在は団塊の世代が70代に突入し、若々しい服装や雰囲気の70代が増えています。

今後、70代、80代の外見もどんどん若返っていくでしょう。高齢者が若々しい外見を保っているのはファッションだけでなく、食事や運動など健康に気を付けるアンチエイジングの考え方が浸透してきているからでしょう。

「アンチエイジング」は老化防止という意味の英語ですが、寿命を延ばす目的ではなく、年齢を重ねても若々しく美しくあり続けようという考え方です。健康寿命を延ばすことを目的としているので、予防医療という側面もあります。

アンチエイジング医療として食事や運動、ストレス発散など生活習慣の改善を指導し、老化の予防や治療が行われています。美容医療の分野でも加齢によるシミ、シワ、たるみなどを改善するアンチエイジングへのニーズが拡大しています。この傾向はますます強くなるでしょう。

従来は学校、職場、引退生活へと同世代が同時に進んでいき、学生、社会人、引退者のライフスタイルは明確に区別されていましたが、「人生100年時代」では、それぞれのシーンでさまざまな世代が交じり合うことが想定されます。職場や地域社会で若い世代と共に活躍するには、柔軟な心と若々しい外見、積極的な行動がプラス材料となるでしょう。

高齢化社会は年金財政や医療財政を破綻させ、日本の生産性が下がっていくという否定的視点の論調が多いですが、それは悲観的に過ぎるのではないでしょうか。

老い衰えて過ごす期間が長くなると考えれば悲観的になりますが、健康寿命が延びて若々しく自由に生きられる期間が長くなると考えれば喜ばしいことです。第二次世界大戦後の復興、高度経済成長を経て、経済的な豊かさを手に入れ、高度な医療や国民全員が加入できる医療保険制度、年金制度などを築いてきた結果ともいえます。

幸せな老後を過ごすために高齢化社会における美容医療の存在意義がある、と私は考えています。高齢者が若々しさを維持し、生きがいをもって元気に暮らすために、美容・アンチエイジング医療を提供していきたいと思っています。

日本の高齢化は世界に類を見ないスピードで進んでいます。世界各国は日本の高齢化やその対処法を注視しています。介護保険制度や高齢者医療制度を参考にしようとしている国も多いそうです。そうした中で、美容・アンチエイジング医療の意義を日本のみならず、世界にもアピールできれば素晴らしいのではないでしょうか。

column 7

アンチエイジングとグッドエイジング、ウェルエイジング

アンチエイジングは日本語で抗加齢と訳されています。抗加齢医学は1990年代にアメリカで始まり、日本では2003年に日本抗加齢医学会が設立されました。老化の仕組みを研究すると共に、従来の病気の治療ではなく、積極的な予防医学として元気な長寿を目指す医療であることが画期的でした。

しかし、最近はアンチエイジングという言葉に対して、老いを認めず、若さにしがみつくというイメージがもたれるようになったようです。若さにだけ価値を認めるのはいかがなものなのだろうか、と……。

そこで、加齢を否定するのではなく、心身の成熟や生活の質（QOL）全体を引き上げることを目指す、グッドエイジングやウェルエイジングという言葉が提唱されるようになってきました。

また、アメリカではサクセスフル・エイジングという概念があり、「良い人生を送り天寿をまっとうする」「心身共につつがなく、年を取っていく」といった考え方で

す。充足した老後を送ることを目指していて、医療もその一端を担うという位置付けになります。

高齢化社会になって、「どのように老後を生きるべきなのか」という高齢者にとって切実な問題があり、その問いに答えるべく新しい発想の言葉が生まれてきているのでしょう。

私は、言葉はどうあれ、心身共に健康でいられる期間をできるだけ長くすることが、医療の基本的な役割だと考えています。

血液クレンジング療法や点滴療法、栄養療法（サプリメント療法）など、体の中からの美容・アンチエイジング医療に力を入れています

高齢になっても心身共に健康に過ごすには、体調管理が大切になってきます。体調が良くなければ、外見を変えても生き生きと過ごすのは難しいからです。

医療の基本は患者さんの病気やケガを治し、健康を維持することです。私は医師となって、そこからスタートしました。ですので、美容医療の道に進んでからも、ベースは健康維持にあり、プラスαとして外見を美しく変えるというスタンスを取ってきました。

したがって、体を健康にし、体の内側からキレイにする点滴療法や血液クレンジング療法、栄養療法（サプリメント療法）には当初から力を入れてきました。

点滴療法は、抗酸化力の高いビタミンなどを点滴することで、美肌・美白、疲労回復、アンチエイジングなどに効果が出ます。点滴はサプリメントと違い、99％体内に吸収されるため、効果が出やすいのです。

また、栄養療法（サプリメント療法）は、単に不足しがちな栄養のサプリメントを処方するのでなく、血液検査のデータやオリゴスキャン（体内の有害金属やミネラルバランスを測定）の結果を元に、目的に応じたサプリメントの処方を行います。

さらに、点滴やサプリメントに限らず、食品からも抗酸化作用の高いビタミンCやビタミンEを積極的に摂るようにお勧めしています。

血液クレンジング療法は、採血した自分の血液に医療用オゾンを投与し、新鮮な血液に変えてから体内に戻す療法です。40年ほど前にドイツで開発され、ヨーロッパで普及しています。

新鮮なサラサラの血液が体内を巡ることで新陳代謝が活発になり、免疫力がアップ。疲労回復や冷え症の改善、美肌効果、抗酸化力の強化によりアンチエイジング効果もあります。

美容皮膚科のジャンルでは、今までは光治療（ＩＰＬ）やレーザーなど医療機器による施術が主流でしたが、それだけでは限界があります。紫外線対策などの予防も大事ですが、外面だけ予防をしても、体の老化を食い止めることはできません。

そこで、体の内側から老化を遅らせる根本的な療法が求められるようになったのです。2010年代に入ってから、多くの美容クリニックがサプリメントや点滴療法、血液クレンジング療法などを治療メニューに加えるようになりました。やはり、体の内側から変われば、外見への効果も大きくなるのです。

また、血液クレンジング療法や点滴療法は女性の更年期障害や冷え症の治療にも有効で、ちょうどシミが出てくる時期とも一致するため、不調を取り除き、シミを薄くすることに役立っています。

私は全身管理の必要性から点滴療法や血液クレンジング療法に着目したのですが、美容医療の世界では外見だけの対症療法の限界から、体の内面からの治療が浸透してきました。スタート地点は違いますが、高齢化社会においてこの流れは続いていくでしょう。

column 8

長寿をまっとうしたエリザベス女王の母も血液クレンジング療法を受けていました

イギリスのエリザベス女王の母親、エリザベス皇太后は2002年に101歳で薨去《こうきょ》されています。「クイーン・マザー」「クイーン・マム」と呼ばれ、国民から慕われていました。

エリザベス皇太后はスコットランドの貴族の家に生まれ、1923年に国王ジョージ5世の次男アルバートと結婚。国王の死去により長男がエドワード8世として即位したのですが、離婚歴のあるアメリカ人のシンプソン夫人との結婚を望んで退位。「王冠を賭けた恋」と世界中でスキャンダルになりました。そして、1936年に次男である夫・アルバートがジョージ6世として王位を継ぎ、王妃となったのです。

第二次世界大戦中、ロンドンがドイツによる空爆にさらされても、政府からの避難勧告を拒んで踏みとどまり、ラジオで「子どもたちは私のもとを離れません。私は国王陛下のもとを離れません。そして、国王陛下はロンドンをお離れになりません」とスピーチをして、国民の士気を高めた有名なエピソードがあり、ヒトラーが

「ヨーロッパで最も危険な女性」と評したそうです。

第二次世界大戦が終わり、夫・ジョージ6世が死去した後も晩年まで公務を果たし、国民に敬愛されていました。

晩年まで気品ある美しさを失わなかったエリザベス皇太后ですが、定期的に血液クレンジング療法を受けていたことが広く知られています。充実した老後を送り、101歳まで長寿をまっとうされたことに、血液クレンジング療法が貢献していたのではないかと思われます。

高齢化社会において、美容・アンチエイジング医療は高嶺の花ではなくなってきています

若い世代から高齢者まで美容医療への関心が高まってきているのは確かですが、中高年の年齢層で美容クリニックに足を踏み入れるのを躊躇される方が少なくありません。一昔前のイメージが残っているのと、費用が高額だという心配があるようです。

第4章の上手なドクター選びでも提案しましたが、例えば更年期障害で不調があるようなら、一般診療も行っている美容クリニックを受診してみる手もあります。

私のクリニックでは保険診療で一般内科や漢方内科、皮膚科もやっています。更年期障害による不調に漢方薬が良い場合もあれば、プラセンタ注射が有効な場合もあるでしょう。

一般診療を受けてクリニックの雰囲気がわかれば、安心して美容医療も受診できるのではないでしょうか。

また、費用の点についても、例えばアンチエイジングということで、高齢者向けに高価なサプリメントや化粧品が市販されています。クリニックで提供する医療用サプリメントやドクターズコスメは、飛びぬけて高価というわけではありません。しかも、有効成分のデータを含め、信頼のおける会社のものを使用していますので、効果・効能の面でも安心です。

私のクリニックで扱っているドクターズコスメは2000円台からあり、ほとんどが1万円以内です。自己判断で選んでいたのを、専門家にアドバイスしてもらって選ぶのは一考に値するのではないでしょうか。

そして、施術に関しても料金表や資料をもらい、じっくりと時間をかけてコストパフォーマンスを検討してみてください。安くはありませんが、海外旅行に行く程度の費用で美しくなり、若返ることによって人生が変わって生きがいが生まれるかもしれません。

美容医療は高嶺の花だと最初から除外せずに、高齢になっても生き生きと過ごすためにチャレンジしていただけると嬉しいです。

地域の医療機関として美容皮膚科や美容外科以外に、皮膚科や形成外科、内科・漢方内科もやっています

そもそも私が医師を目指したのは、地域医療に従事している医師である父親の影響です。さまざまな病気や不調を抱える患者さんが来られる地域の医院では、幅広い医療知識と技術が求められることを目の当たりにしてきました。私は「医療のことなら何でも相談できる医師になりたい」と思ったのです。

現代の医療はまさに十年一昔で、どんどん進歩しています。研究分野が細分化され、それぞれの専門家が最先端の研究を行っています。

しかし、一方で専門化が進むあまり、「木を見て森を見ず」といったような診療が行われるきらいがあります。「専門外のことは診ない」という医師が多くなり、地域に体のことなら何でも相談できる医師が少なくなってしまったのです。

私が東洋医学も勉強して漢方内科を設けたのは、前述したように父も漢方をやっていて

私も子どもの頃から親しんできたからです。西洋医学は実験や科学を基礎にした医学です。一方、東洋医学は、経験に基づく医学で、独自の「証」というものさしで行うバランス理論の医学だと認識しています。症状という「木」だけを見るのではなく、患者さんの体という「森」を見るためには、両方の医学を融合させて治療を組み立てていくことが必要になると考えています。

幅広い診療科目のある個人クリニックは珍しいでしょう。まして当院は美容医療がメインなので、患者さんにしてみれば「大丈夫なの?」と不安に思ってしまうかもしれません。しかし、人間の体はつながっています。皮膚だけを診ても、内臓だけを診ても、根本原因がつかめない場合も多いのです。現れた症状と全身との関連を考えなければいけません。

例えば、アトピー性皮膚炎の場合、皮膚科を受診すると通常はステロイド軟膏と抗アレルギー薬が処方される場合がほとんどです。つまり、対症療法でアトピーを抑え込むだけで、それ以外の治療法が行われることはあまりありません。

当院では、アンチエイジング医療などで使用するオリゴスキャンという測定器で体内のミネラルや有害重金属などを調べ、亜鉛やセレンという微量元素が不足していることがわかり、これらを補充して良くなったアトピー性皮膚炎の患者さんがいます。そのほか、サプリメントのビタミンBやプラセンタ注射、漢方治療を併用することで症状が改善した例もあります。

つまり、現代医学、アンチエイジング医学、美容医学、東洋医学、さらには再生医療も含め、東洋医学から最新の医療まで、できるだけ幅広い見地から原因を探り、最新の医療機器を駆使した医療を提供したいのです。

さらに、高齢化社会となり、寝たきりの予防が重要になっています。寝たきりの予防には、人とのつながりも大きなポイントになります。人間が健康に生きていくためには人とのコミュニケーションが重要です。私は医療機関が昔のように地域のコミュニケーションの場になることが必要な時代が来ていると考えています。

当院で、いろいろな人がコミュニケーションを交わし、健康を維持し、さらに美しくなることで、生き生きと人生を送れるきっかけとなればと願っています。

Epilogue

患者さんの心に寄り添い、喜んでいただけるような医療を

本書を最後までお読みいただき、ありがとうございます。

本書でも繰り返し述べてきましたが、20年前に比べると美容医療への抵抗感は、かなり少なくなっていると感じます。二重にしたり、シミをレーザーで取ったりなど、耳にピアスの穴をあけるのと同じような感覚になっています。美容医療が身近になってきたことは喜ばしいことです。

とはいえ、「失敗されたら、どうしよう」「ここの美容クリニックで本当に大丈夫なのだろうか」と心配で、なかなか最初の一歩を踏み出せない方が多いことも事実です。

私のクリニックにも、雑誌の広告を切り抜いて財布の中に折り畳んで入れている患者さんが来院されたことがあります。ボロボロになった切り抜きを取り出して「やっと来ました」と言われるのです。その広告は2年も前のものでした。気になりながら迷いに迷い、

ようやく一大決心をして来てくださったのです。

今後も、そのような患者さんの心に寄り添い、安心して信頼していただけるようにカウンセリングを重ね、喜んでいただけるような施術をしていきたいと思っています。

最後に、当院の未来についても述べておきたいと思います。

医師として、さまざまな経験を積み重ねる中で、当院の経営理念として掲げたのが「健康と美を創出することで社会に貢献し、生きがいのある人生100年時代を実現する」ことです。

私の母方の実家は戦前から続く近江商人の家でした。近江商人の商いの心得として有名な「三方良し」があります。「売り手良し」「買い手良し」「世間良し」という3つが揃った商売が良いという意味です。売り手と買い手が共に満足し、社会貢献もできるような商売の在り方を求めなさいという教訓でしょう。

私の場合、患者さんが納得のいく医療を提供することで、適正な利益を得て優秀なスタッフを雇用し新たな設備投資を行い、社会に役立つ結果となることが、「三方良し」の経営になると考えました。

私はクリニックを単純に大きくしようとか、医師として成功したいとは思っていません。真摯に患者さんと向き合うことはもちろんですが、その他に「三方良し」の心得に基づいて、当院が社会に貢献できることは何かを考え、追及していきたいと思っています。その具体的目標として「健康と美を創出することで社会に貢献し、生きがいのある人生100年時代を実現する」を経営理念に掲げたのです。

高齢化社会において健康寿命を延ばすことは最大の課題となっていくでしょう。美容医療は心身を若返らせる効果があり、美しく健康になることで、自分に自信が持てるようになり、生きがいを感じられるようになります。美容医療は健康寿命を延ばし、生き生きとした老後生活を送る手助けになると確信しています。

KOSHO CLINIC

クリニックの顔となるロゴのデザインも、私が担当しました。

そして、患者様と美容医療・アンチエイジング医療を通じて信頼関係を築けば、さまざまな心身の不調にも相談にのることができるでしょう。より良い人生を叶えるために、美容・アンチエイジング医療以外の分野も含めて幅広い医療体制を取り、専門医療機関との連携もより密にすることで、地域医療のさらなる拠点となっていくようにしたいと考えています。

また、私の父方の実家は、開山から400年以上続く寺院でした。私は幼少期より住職である祖父が執り行う宗教行事、数々の法要や檀家参りなどに参加しており、宗教家である祖父や祖母と接する時間が長く、スピリチュアルな環境の中で育ちました。右も左もわからない頃から、ただ言われるままにお経を唱えたり、仏像や仏壇の前で長時間正座させられたり、檀家さんや他の宗教家と接する中で、さまざま人間の一面を見ることができました。生や死の意味はわからないけれど、直感力や信じる力を培うことができたように思えます。

そして、もちろん医師である父の存在も現在の自分の生き方や考え方に多大な影響を与えていることは否めません。

このような特殊な環境で生まれ育ったことへの感謝の気持ちを忘れず、今後は医師としての医療現場での活動にとどまらず、さまざまな社会問題を解決すべく、活動の場を他の分野へと広げていきたいと考えています。

微力な一人の人間に過ぎませんが、より良い社会に変えていく力になれるように努力していく所存です。
本書を読んで、こんなことを考えている美容・アンチエイジング医療に携わる医師もいる、ということを知っていただけたならば大変うれしく思いますし、本書を通じてまだお会いしたことのない皆様とのご縁ができましたことを心より感謝いたします。

２０１９年８月

医学博士　木下孝昭

【参考文献】

『LIFE SHIFT』リンダ・グラットン、アンドリュー・スコット 著、池村千秋 訳／東洋経済新報社
『エロティック・キャピタル すべてが手に入る自分磨き』キャサリン・ハキム 著、田口未和 訳／共同通信社
『アイデザイン』久保隆之 著／ごま書房新社
『入門漢方医学』日本東洋医学会学術教育委員会 編／南江堂
『漢方外来』日笠久美 著／プリメド社
『運命を拓く』中村天風 著／講談社
『松翁論語』松下幸之助 述、江口 克彦 記／ＰＨＰ研究所
『マネジメント－基本と原則』（エッセンシャル版）ピーター・Ｆ・ドラッカー 著、上田惇生 訳／ダイヤモンド社
『ドラッカー ３６５の金言』ピーター・Ｆ・ドラッカー 著、上田惇生 訳／ダイヤモンド社
『７つの習慣』スティーブン・Ｒ・コヴィー 著、ジェームス・Ｊ・スキナー、川西 茂 訳／

キングベアー出版
『成功者の告白』神田昌典 著／講談社
『人生論』堀江貴文 著／ロングセラーズ
『ユダヤ人大富豪の教え』本田健 著／大和書房
『スティーブ・ジョブズ　神の仕事術』桑原 晃弥 著／ＰＨＰ研究所
『週刊ダイヤモンド』２０１８年1月13日号／ダイヤモンド社
『日経ヘルスケア』２０１９年1月10日号／日経ＢＰ社

あなたの人生《じんせい》を変《か》える美容《びよう》・アンチエイジング医療《いりょう》

2019年9月3日　初版第1刷

著　者 ―――― 木下孝昭《きのしたこうしょう》
発行者 ―――― 坂本桂一
発行所 ―――― 現代書林
〒162-0053　東京都新宿区原町3-61　桂ビル
TEL／代表　03(3205)8384
振替00140-7-42905
http://www.gendaishorin.co.jp/
カバー・本文デザイン ―― 矢野徳子＋島津デザイン事務所
編集協力 ―――― 関口章子、堺ひろみ

印刷・製本：広研印刷(株)
乱丁・落丁本はお取り替えいたします。
定価はカバーに表示してあります。

ISBN978-4-7745-1803-9　C0047